Dieses Buch widme ich meiner Familie. Ich danke meinen Kindern, die mir halfen, dieses Buch entstehen zu lassen: Birgit, Michaela, Christiane, Florian, Gabriel, Markus und Miriam. Und ich danke meinem Mann für sein Verständnis.

1989

Heilung war's, die Du erbatest
Gesundheit ist's, die Du erwartest!
Alles das will ICH Dir geben
und Dich stets ins Licht erheben!
Wende Dich zu mir nur hin,
denke und fühle es . . .
die heilende Kraft Deines
ICH BIN

Monika Reiz

Was Dir Dein Körper zu sagen hat

Verlag PETER ERD · München

CIP-Titelaufnahme der Deutschen Bibliothek

Reiz, Monika:
Was dir dein Körper zu sagen hat / Monika Reiz, – München:
Erd, 1990
    ISBN 3-8138-0186-1

4. Auflage
Umschlaggestaltung: Gabriele Feigl
Illustrationen: Monika Reiz
Redaktionelle Bearbeitung: Gertrud Knör
Copyright © Verlag Peter Erd, München 1990
Alle Rechte, auch die des auszugsweisen Nachdrucks,
der Übersetzung und jeglicher Wiedergabe, vorbehalten.
Herstellung: Presse-Druck Augsburg
Printed in West Germany
ISBN 3-8138-0186-1

Inhalt

Teil I
Die Wirkungsweise

1. Heil-Sein 9
2. Geheimes Wissen neu entdeckt 11
3. Selbsterkenntnis 18
4. Die Macht der Liebe 21

Teil II
Die Organe und ihre geistige Entsprechung

1. Die Arme 29
2. Die Augen 32
3. Die Bauchspeicheldrüse 36
4. Die Beine 38
5. Die Blase 41
6. Das Blut (und Blutdruck, Venen) 44
7. Der Darm 48
8. Die Galle 52
9. Das Gehirn 54
10. Die Gelenke 58
11. Die Geschlechtsorgane 62
12. Das Gesicht 66
13. Die Haare 69
14. Der Hals 73
15. Die Haut 75
16. Das Herz 81
17. Der Kopf 86
18. Die Knochen 90
19. Der Kreislauf 93
20. Die Leber 95
21. Die Lunge 98
22. Die Lymphe 103

23. Der Magen 106
24. Die Milz 110
25. Der Mund 112
26. Die Muskeln 115
27. Die Nase 117
28. Die Nerven 121
29. Die Nieren 123
30. Die Ohren 128
31. Der Rücken (Nacken, Schultern). 132
32. Die Schilddrüse – Nebenschilddrüse 136
33. Die Thymusdrüse 139
34. Die Wirbelsäule (Rückenmark, Bandscheiben) . . . 142
35. Die Zähne 148
36. Die Zunge 151

Teil III
Lösungsansätze

1. Die Heilkraft liegt in Dir 155
2. Sieben Schritte zur Gesundung 158
3. Der Zellverband und sein Wirken 162
4. Der Mensch – die Krone der Schöpfung 167
5. Beispiele organischer Symptome und ihre geistige
   Entsprechung 174

Literaturhinweise 176

Teil I

Die Wirkungsweise

1
Heil-Sein

Einen Heiligen erkennst Du nicht an den Worten, die er von sich gibt, sondern an dem, was er ist und wie er lebt!

Ist dieser Mensch, den Du als heilig ansiehst, in seinem Körper, in seinem Denken, Fühlen und Handeln heil, dann bist Du einer großen Seele begegnet. Heilig sein hat aber nichts mit religiöser Anschauung zu tun, sondern beruht einzig und allein auf der Einhaltung der Lebensgesetze. Wenn Du diese beachtest, wirst Du in Dir eine heile Welt entwickeln. Dabei folgt Dein Körper den gleichen Gesetzmäßigkeiten, die auch im Kosmos ihre Gültigkeit haben. So wie unser Planet Erde auf die von außen auf ihn wirkenden Impulse reagiert, so wehrt sich auch Dein Körper gegen disharmonische Attacken, die Du zum Beispiel von Deiner Gehirnzentrale in Deinen Organismus sendest. Dieses Prinzip funktioniert auch in umgekehrter Richtung. Positive Affirmationen versetzen unseren Körper in harmonische Schwingungen und tragen so zu seiner Gesundung bei.

Unser Körper ist ein sehr empfindsames Instrument und dadurch auch sehr leicht verstimmbar. Dieses wieder in den richtigen Klang zu bringen ist unsere Aufgabe auf dieser Welt. Und die Arbeit, die dazu notwendig ist, kann uns weder ein Medikament noch ein Arzt abnehmen – wir selber müssen die Wurzeln der Verstimmung finden, um sie dann behutsam zu lösen.

Notwendig hierfür sind in erster Linie Ausdauer, die Bereitschaft zur Selbstkorrektur und Ehrlichkeit. Diese Anstrengungen werden sich lohnen, denn das Ergebnis für all die Bemühungen wird ein Körper sein, der sich ganz und gar wohl fühlt, ein heiler Körper! Wenn Körper, Seele, Denken, Handeln und Fühlen im geistigen Element vereint sind, im Gleichklang schwingen, dann wird sich in Dir Dein Heil-Sein entwickeln.

2
Geheimes Wissen neu entdeckt

Mensch, einst warst Du Atom –
einst wirst Du eine Sonne sein!
(von Slomann)

In geistig eingeweihten Kreisen wird der Körper seit uralten Zeiten als Tempel des Lichts bezeichnet. Den großen Weisen war das Geheimnis ewiger Jugend bekannt, denn sie wußten um das Lichtpotential, welches als geistiges Urelement in jeder lebenden Zelle vorhanden ist. Sie kannten das Gesetz der Beschleunigung der Masse, allein durch die Kraft des Geistes, und sie wußten um die geheimen Kräfte der Natur.

Das alles mag uns in unserer heutigen Zeit, die beherrscht wird vom rationalen Denken, etwas seltsam vorkommen, aber alle Märchen, Mythen, Sagen und Legenden überliefern uns in mehr oder weniger verschleierter Form diese kosmischen Wahrheiten.

Der Tempel des Lichts, der Körper, wurde in vergangenen Zeiten als große Leihgabe betrachtet, als Haus für die Seele. Der so verkörperte Geist, jede Seele, war sich der Verantwortung bewußt und pflegte seine Hülle in entsprechender Weise. Den Überlieferungen zufolge nahmen bereits kleine Kinder an speziellen Körperschulungen teil, und fast spielerisch übernahmen sie die damals noch bewußten Fähigkeiten, mit den schöpferischen Elementen umzugehen. Mit der Kraft des Geistes formten sie einen Plan, und ihr physischer Körper folgte diesem Konzept. Unter ständiger Obhut und Belehrung eines Meisters, eines Weisen, wurden die Fähigkeiten, die Materie in vollkommener Harmonie zu

verwalten, immer wieder aufs neue geprüft, die schöpferischen Kräfte, die sich durch den Körper zum Ausdruck
bringen, konnten sich so verwirklichen.

Wie können wir uns nun dieses Wissen wieder verstärkt
zunutze machen? Durch die Beachtung der Lebensgesetze
können wir in uns eine heile Welt schaffen, und da unser
Körper den gleichen Gesetzmäßigkeiten unterliegt, wird
auch er heil werden. So trägt jedes einzelne Organ, jedes
Gelenk, jeder Muskel, jeder Nerv, jeder Knochen, ja jede
Körperzelle eine eigene große Aufgabe in sich.

Verdeutlichen wir uns die Wirkungsweise am Beispiel
des Auges. Es wirkt nach innen und außen gleichzeitig. Wir
nehmen mit seiner Hilfe äußere Bilder in uns auf – und
durch diesen Ausblick erhalten wir einen Einblick in das,
was hinter der Materie steckt. Die geistige Entwicklung läßt
das Auge wieder hell-sichtig werden.

Und wir sehen, daß das, was in längst vergangenen Zeiten
richtig war, in der Gegenwart genauso gültig ist und es in
der Zukunft auch bleiben wird: Lerne die Geheimnisse Deines Wesens wieder entdecken und werde zum Lenker Deiner Gefühle, Deiner Gedanken und Deiner Handlungen –
denn nur wenn Du Dich änderst, verändert sich die Welt!

Helfer auf diesem Weg kann uns unsere Sprache sein,
durch gezieltes Hinhören können wir detaillierte Botschaften erhalten. Die deutsche Sprache trägt eine ziemliche
Deutlichkeit in sich. Durch die Art und Weise, wie ein
Mensch sich ausdrückt, welche Worte er verwendet, erzählt
er dem aufmerksamen Beobachter und Zuhörer seine ganze
Körpergeschichte.

Wir dürfen nur nicht in den Fehler verfallen, alles, was
uns auf diese Art und Weise verdeutlicht wird, gleich zu be-
oder noch schlimmer, ver-urteilen. Keiner von uns hat das
Recht, einen anderen zu verurteilen, wir sollen vielmehr
lernen, zu erkennen – den anderen, aber vorwiegend uns
selber!

Heute pflegen wir in einer traditionsgebundenen Gesell-

schaft ein Ge-dan-ken-gut, welches sich oftmals nur in ein-
gefahrenen Einbahnstraßen bewegt. Jeder Versuch, aus einer Einbahn- eine Durchgangsstraße zu machen, scheitert
noch allzu oft an unserem festgefahrenen Denken! Nur ganz
langsam und zögernd beginnen sich Dimensionen zu öffnen, durch die sich das Bewußtsein neu orientiert.

Auch der Mut, sich als Laie mit seinem Körper zu beschäftigen, nimmt, Gott sei Dank, wieder zu! Denn wem
würde nicht das Recht, sich mit seinem Körper auseinan-
derzusetzen und über ihn zu entscheiden, mehr zustehen,
als dem jeweiligen Patienten selber?

Schließlich geht es um seinen Körper... um Deinen und
um meinen!

Seltsamerweise informiert sich ein Mensch, der in Urlaub
fahren möchte, eingehendst über sein Reiseziel.

Handelt es sich aber um seinen Körper, so entzieht er sich
dieser Erkundung und überläßt es nur allzu gern den Ärzten
und dem lieben Gott, die Richtung und das Ziel festzulegen.

So wälzt man seine Verantwortung, die man für seinen
Körper trägt, ab und ist in dem großen Irrtum verhaftet, daß
andere die Fehlinformationen schon beheben werden.

Noch schlimmer: oftmals sieht man überhaupt keinen
Zusammenhang zwischen einer Krankheit und seinem eigenen (Fehl-)Verhalten. Für jeden Fehler, der bei uns auf-
taucht, wird irgend etwas, irgendein Umstand – auf alle
Fälle etwas außerhalb von uns – verantwortlich gemacht.
Nur der Mut zur Ehrlichkeit, die Fähigkeit, Mißstimmungen
unseres Körpers als Reaktion unseres eigenen Denkens zu
interpretieren, werden uns unserem Heil-Sein näherbrin-
gen. Nur Du selber, nicht irgend etwas anderes ist an Deiner
Krankheit »schuld«. Dies mag hart klingen, aber ohne diese
Einsicht wird es keinen Fortschritt in der Gesundung geben.

Es wäre wunderbar und erstrebenswert, wenn eines
Tages der Arzt, der Patient und der »liebe Gott« miteinander den Körper be-handeln würden!

Aus (und in) dieser Übereinstimmung könnten sich die

besten Heilmittel ergeben. Aber der Mut, zu entscheiden
und zu handeln, liegt in jedem einzelnen! Man könnte diesen Weg auch als Reise zum *Ich* bezeichnen. Denn unser
Körper ist das wichtigste Ausdrucksmittel, also die größte
Hilfsbrücke, die die Natur uns anbieten kann! Durch ihn
können wir handeln – und uns nach außen mitteilen! Und
wie behandeln wir ihn? Wie sehr vernachlässigen wir ihn?

So ist es manches Mal zum Aus-der-Haut-Fahren, wenn
er nicht so reagiert, wie wir es erwarten!

Es wäre besser, unseren Körper als Partner zu betrachten
und nicht als notwendiges Übel!

Von einem Partner wünscht man sich Zärtlichkeit, Geborgenheit, Zuwendung, Aufmerksamkeit, Achtung und Liebe
und so manches mehr. Man möchte verwöhnt werden!

Das alles sollten wir auch unserem Körper schenken.
Nicht im Sinne von Eitelkeit, sondern im Sinne von Achtung statt Be-achtung.

Wir sollten lernen, ihn als Lebensausdruck schöpferischer Kräfte wahrzunehmen und ihn an-erkennen!

Der Körper lernt sehr schnell, denn der gesamte Zellverband ist durch ein intelligentes Kommunikationsnetz miteinander verbunden!

Solange wir nicht lernen, den Körper als Ganzes, als gut
funktionierendes Werkzeug zu benutzen, so lange werden
wir von Fehlfunktionen beeinträchtigt!

Das Ganze (= Ordnung = Heile Welt) ist ein gut arbeiten-
der Organismus, der durch die Fähigkeit des Bewußtseins
des Geistes gesteuert wird.

So bereitet uns unser Körper oftmals Kopf-Zerbrechen,
wie eine Beseitigung unserer Symptome zu erreichen ist,
wenn wir von herkömmlichen Methoden absehen wollen.

Der wichtigste Schritt, um die Sprache des Körpers zu
verstehen, ist, wie schon erwähnt, die Ehrlichkeit!

Man muß sich selbst seine Schwächen eingestehen und
den Tatsachen ins Auge sehen.

Denn, solange unser Blick getrübt ist, durch den Wunsch,

so oder so zu sein, also mehr zu scheinen, als zu sein, solange bleibt der wahre Ausdruck des Organes noch verschwommen. Wir bringen die Zusammenhänge noch nicht klar in unser Bewußtsein.

Und solange unterliegen wir auch der Selbst-Täuschung! Jeder einzelne muß lernen, damit umzugehen!

Das Wort Lernen läßt sich daher nicht in irgendeine Ecke unseres Lebens abschieben, es begleitet uns täglich unser ganzes Leben lang... ewig!

Aber gerade das ständige Dazulernen, um es schließlich im Alltag umzusetzen, bedeutet für den einzelnen oft die größte Schwierigkeit, und allzuleicht verfällt man wieder in das alte Gedankenmuster. Aber dann bewahrheitet sich das Sprichwort: *Wer nicht hören will, muß fühlen!*

Wir lernen vom ersten Atemzug an. Durch die Eltern werden wir in einer ihnen entsprechenden Vor-Stellung erzogen.

Kindergarten und Schule sowie die Umwelt tragen dann noch das ihre dazu bei. Regelungen rein menschlicher Art, Spielregeln, die uns die Erziehung lehrt, müssen beachtet werden. Tritt dann der Zeitpunkt der Verantwortung für die eigene Person ein, beginnen oft Unsicherheit und Ängste den Alltag zu erfüllen!

Denn die Gesetze, die wir physisch beachten müssen, sind nur ein kleiner Teil unseres Daseins.

Wenn wir bereits im Elternhaus oder in der Schule von Lebensgesetzen, von geistigen Gesetzmäßigkeiten erfahren hätten, so wäre das Leben für viele einfacher verlaufen. Wir hätten damit unseren Körper, uns selbst und das Leben, unseren Lebenssinn schneller und besser verstehen lernen können! Leider wird aber nicht dieser Sinn des Lebens gelehrt, sondern der Unsinn der Vergangenheit, der in einer Gegenwart, in der wir bereits an der Zukunft bauen, eigentlich keine Existenzberechtigung mehr hat. So hieß es lange Zeit und zum Teil auch noch heute: gerade sitzen, Haltung bewahren

– oder aber das Gegenteil: auf Haltung nicht zu achten – wird vermittelt. Es wird dann nicht über die Möglichkeiten des Haltes gesprochen, und eine Aufklärung über die Verbesserung der Haltung erfolgt somit auch nicht! Das Resultat ist dementsprechend: Kinder zwischen dem fünften und achten Lebensjahr zeigen bereits erschreckende Haltungsschäden.

Denn die tragende Säule, die Wirbelsäule, verändert sich unter der Druckwelle der Belastung, dem sogenannten Streß! Aber gerade hier sollten sich schnellstens alte Gedankenmuster verändern und erneuern.

In vielen asiatischen Ländern ist es üblich, während des Unterrichts oder der Arbeitszeit immer wieder Pausen einzulegen, um Bewegungsübungen zur Entspannung der Wirbelsäule und Tiefenatmung miteinzubringen, weil man weiß, daß dadurch die Konzentrationsfähigkeit wieder gefördert wird.

Atem und Bewegung sind wichtige Bestandteile unseres Lebens!

Betrachten wir den Gang eines Menschen, so vergleichen wir diesen sehr gern mit dem der Tiere: Er stolziert wie ein Pfau, wie der Storch; sie hat einen Gang wie ein Nilpferd, oder läuft wie ein aufgescheuchtes Huhn durch die Gegend – sehr schnell fällt uns fast immer die entsprechende Tierart ein.

Aber wie der Gang oder die Haltung auch sein mag, es ist die innerste Verhaltensweise des Menschen, die sich so nach außen offenbart, die wahre Haltung wird sichtbar!

Und wir beurteilen und werten, denn was wir alle zu sehen bekommen, ist eine mehr oder weniger starke Persönlichkeit.

Diese versucht mit Nachdruck alles in Bewegung zu setzen, das heißt zum Ausdruck zu bringen, was noch nicht durch geistiges Verstehen und Erkennen umgesetzt wurde.

So reden manche Menschen mit Händen und Füßen und versuchen, alles in Bewegung zu setzen. Bei diesem Reden und Bewegen mit Händen und Füßen wird sehr viel Energie aufgewendet und verschleudert, die sich dann als Zustand des Erschöpftseins äußern kann.

Hätte der Mensch gelernt, mit seinen schöpferischen Kräften gezielt umzugehen, so hätte der Körper die Kraft und Stärke, um dem Leben gerade und voller Lebenskraft zu begegnen.

Wie sieht unsere Aufgabe nun konkret aus? Was ist zu tun? Es gilt, beides miteinander zu verbinden, nämlich Yin und Yang. Yin, die Natur, der Körper, von Mutter Erde gegeben, denn alle Bausteine des Lebens, der Erde sind im Körper zu finden – Yang, die Schöpferkraft, die Kraft des Vaters, der Geist, das Göttliche in uns!

Diese Verbindung einzugehen, zu erkennen, zu bejahen, zu verwirklichen ist ein Weg der Selbstverwirklichung!

3
Selbsterkenntnis

Überwinde die Trägheit der Masse und erkenne Dein göttliches Erbe, denn nur durch Dich kann sich die göttliche Vibration manifestieren. Nur in dem Maße, wie Du es zuläßt, es Dir bewußt ist, kann sich durch Deinen Körper das Licht Deines wahren göttlichen Potentials zum Ausdruck bringen!

Es ist nie zu spät, diesen Weg der Selbsterkenntnis zu gehen. Denn jeder neue Tag, jede neue Stunde, jeder Augenblick schenkt Dir eine neue Chance, eine neue Möglichkeit, zu lernen, wie Du es besser machen kannst.

Unser Körper ist ein kleines Universum. Wir können sogar die Organe mit Planeten des Sonnensystems vergleichen.

Aber wie die gesamte Schöpfung, so ist auch unser Körper ein Klang-Körper, alles klingt und schwingt nach geistigen Gesetzmäßigkeiten, die, wenn sie übertreten werden, disharmonische Resonanzen hervorrufen.

Somit können wir von einer Sprache des Körpers, der Organe sprechen, denn sie arbeiten nach ihrem Grundplan, der eine absolute Ordnung in sich trägt.

Das Chaos, die Krankheit, entsteht erst, wenn gegen diesen Grundplan verstoßen wird.

So beginnen sich bereits lange Zeit vor einer Zeugung mentale und gefühlsmäßige, das heißt geistige Muster zu entwickeln. Dieses geistige Band, das zwei Menschen miteinander verbindet, wirkt während der Zeugung wie eine Signallinie, die mit einer Einflugschneise vergleichbar ist.

Bereits dieses geistige Vorprogramm läßt Verbindungen

zu höheren Dimensionen entstehen, die bei der Entwicklung des neuen Lebens eine große Rolle spielen. Hier werden schon Grundakkorde für das spätere Leben gesetzt. Die Ursachen und Auswirkungen liegen also nicht direkt zeitlich hintereinander.

Wir reden von der Organsprache und vergessen dabei oft, daß der entstehende neue Körper im Mutterleib die Botschaft übernimmt: Das körperliche Empfinden der Mutter, ihre gefühlsmäßige und gedankliche Situation üben, ebenso wie das Verhalten des Vaters, eine deutliche Prägung auf den sich entwickelnden Zellverband aus.

Nur wo alles nach Plan arbeiten kann, wo die Schöpfungsmelodie sich zum Ausdruck bringen kann, ist Gesundheit und Ordnung, Harmonie und Gleichgewicht zu finden!

Schmerzen sind bereits höchste Alarmsignale, dessen sich der Körper bedient, um auf sich aufmerksam zu machen.

Reagiert der Mensch auf diese Zeichen, ohne gleich zu einem Medikament zu greifen, so wird der Körper von sich aus versuchen, nach besten Kräften wieder Gesundheit zu entwickeln.

Die im Körper vorhandenen Selbstheilungskräfte müssen aber erst aktiviert werden, und das heißt nichts anderes, als: Arbeite an Dir. *Bete und arbeite* ist ein uralter Ausspruch. Solange wir eine Schwäche bekämpfen, erzeugen wir Druck! Und wer mag schon Druck – kein Kind, kein Tier, kein Erwachsener und auch nicht Dein Körper.

Kampf und Druck erzeugen eine richtige Revolution. Nicht nur im Körper, sondern die Situation wiederholt sich in allen Lebensbereichen.

Wir dürfen jetzt aber nicht daraus folgern, daß wir uns in unser Leid ergeben sollen, wie es uns jahrhundertelang eingeprägt wurde, sondern wir haben die Verantwortung für unseren Körper, und wir müssen lernen, mit diesem Körper umzugehen, und zwar mit Disziplin und mit Liebe!

Wenn wir ehrlich sind und uns unsere Schwachstellen

ansehen, das heißt genau hinschauen, dann stellt sich uns die Frage: Wo habe ich jetzt verkehrt reagiert?

White Eagle schreibt zu diesem Thema: »Nicht das, was um Dich herum vor sich geht, ist wichtig, sondern allein die Art, wie Du damit umgehst...! Du kannst Dich aufarbeiten und daran krank werden, Du kannst aber auch still und ruhig bleiben und bewußt den Ort der Ruhe und der Kraft in Dir aufsuchen!

Was Deinem Körper widerfährt, ist letztlich nicht so wichtig, entscheidend ist, was Deiner Seele, Deinem Geist geschieht, das zählt...!«

Krankheit ist also eine Folgeerscheinung falscher Gedankenmuster. Krankheit ist eine Verdunkelung, ist eine Abwesenheit von Licht, eine Einschachtelung und Abgrenzung des Lichtkernes in der Zelle.

Krankheit ist Disharmonie – und damit sich die Harmonie wieder einstellen kann, sollten wir voller Schwung einen neuen Anlauf nehmen.

4
Die Macht der Liebe

Wenn Dein Herz voller Freude ist, beginnt der Aufschwung;
ist es voller Liebe, dann kann es keine Verdunkelung geben,
keinen Schatten, denn Liebe ist das Licht der Welt. Jeder
Gedanke, jedes Gefühl, jede Handlung, jedes Wort, jede
Bewegung bewirkt eine chemische Veränderung im Körper.
Unaufhörlich veränderst Du so Deine Körperstruktur.
Durch Angst, Zweifel, Furcht ergeben sich Disharmonie.
Liebe aber ist Harmonie und Gesundheit für Körper, Geist
und Seele!

Liebe ist die Urkraft und des Lebens wahrer Ausdruck.
Liebe ist die Lebenskraft, die den Körper durchzieht, Liebe
ist die verbindende Kraft, die anziehende Kraft zwischen
den Menschen.

Liebe ist die Regung göttlicher Kraft in Deinem Herzen.
Liebe heilt alle Wunden, sie stärkt Dich, sie ist der Ausdruck Deines wahren Seins! Liebe ergießt sich aus der
Quelle, aus ihrem wahren Ursprung, in einem fortwähren-
den Strom und ist die einzige Kraft, die es gibt, denn sie
verbindet. Geist, Seele und Körper werden durch sie erhalten! Doch über eines sollten wir uns klar sein: Wissen über
geistige Zusammenhänge ersetzt keine ärztliche Diagnose!

Doch niemand kennt seinen Körper so gut wie Du! Dein
Körper ist ein wundervolles Ausdrucksmittel!

Die Signale der Seele dringen in den Körper. Die Signale
der Organe dringen in Dein Bewußtsein. – Die Signale des
Menschen, der Hilferuf, lassen ihn den Arzt aufsuchen.
Und sie dringen durch die Kraft eines Gebetes oder der
Hinwendung in eine höhere Bewußtseinsebene. Das Gebet,
die Bitte wird erhört, und es tritt Gesundheit ein! Wende

Dich zum Licht, und es wird sich in Dir offenbaren. Denn:
Das, worauf Du Deine Aufmerksamkeit richtest, wird sich
verwirklichen!

Um zu erkennen, inwieweit Du schon fähig bist, Dich selber
zu lieben, Dich selber zu akzeptieren, dient die folgende
Übung:
  Beschäftige Dich einmal mit dem, was Du im Spiegel
erblickst, mit Deinem Spiegelbild. Schau Dich an, und sage
zu Dir: »Ich bin ein schöner, liebenswerter, gesunder
Mensch.« Kannst Du Dich so annehmen? Gefällt Dir das
Spiegelbild, Dein Partner?
  Mißfällt Dir etwas? Dann verändere es! Nicht erst morgen,
sondern jetzt!
  Durchleuchte Dich einmal selbst. Untersuche und erfühle Deinen Körper, Deine Haltung, Deinen Gang, Deinen
gesamten Körperraum. Es ist wie eine abenteuerliche Reise.
Beginne Deine innere Welt dabei zu entdecken und beginne
das verstimmte Instrument, Deinen Körper, wieder richtig
zu stimmen! Viel Glück auf Deiner Reise der Entdeckung.
Und als Unterstützung soll Dir ein Spruch dienen, den ich
im Wartezimmer eines Arztes erblickt habe: »Für ein fröhli-
ches Gesicht braucht man 13 Muskeln, für ein miesepetriges
60. – Warum wollen wir uns anstrengen?«

Es gibt eine große Anzahl von Sprichwörtern und Redewendungen, die den ganzen Körper von innen und außen be-
leuchten:
  Es ist zum Haare raufen. Mit dem Kopf durch die Wand
gehen. Es fällt mir wie Schuppen von den Augen. Ich habe
die Nase restlos voll. Daran kannst Du Dir die Zähne aus-
beißen. Reiß den Mund nicht so weit auf. Zügle Deine
Zunge. Wer nicht hören will, muß fühlen. Sie riskieren Kopf
und Kragen. Das ganze Vorhaben lastet auf seinen Schul-
tern. Das Herz hüpft mir vor Freude. Liebe geht durch den
Magen. Das geht mir an die Nieren. Ist Dir eine Laus über die

Leber gelaufen? Da läuft einem die Galle über. Es geht durch Mark und Bein. Er lebt auf großem Fuß. Das Ganze ist zum Aus-der-Haut-Fahren.

Die meisten dieser Redewendungen sind uns sehr geläufig, wir benutzen sie häufig, aber ihr wahrer Sinn – ist er uns eigentlich bewußt? Unsere deutsche Sprache sagt sehr eindeutig, wo und was in unserem Körper nicht stimmt. Wenn wir genau hinhören, zeigen sich uns die zunächst versteckten Botschaften. Fühlst du dich zum Beispiel nieder-geschlagen, ge-knickt, be-drückt, ver-schnupft, ver-klemmt, be-klemmt oder ver-krampft?

Um zu ergründen, was mit einem los ist, sollte man immer die entsprechende Frage formulieren:

Zähne-Knirschen: Warum und worüber bin ich zerknirscht?
Kopf-Schmerzen: Warum schmerzt mich der Kopf?
Haar-Ausfall: Was ist in mir ausgefallen?
Durch-Fall: Wo bin ich durchgefallen?

Wenn wir gewillt sind, in uns etwas wahrzunehmen, dann heißt dies: Die Wahrheit zur Kenntnis nehmen. Dies kann aber nur geschehen, wenn man in allem, was man wahrnimmt, bereit ist, sich selber zu erkennen!

Aber: Die Wahrnehmungsfähigkeit hängt davon ab, wie weit das Fenster der Seele geöffnet ist, das heißt: Wenn unsere Sinnesorgane nicht wahrnehmungsfähig sind, weil die Fenster unserer Seele zu trüb sind, dann ist dementsprechend auch der Aus- oder Einblick getrübt, also undurchsichtig. Wenn wir uns aufmerksam beobachten, merken wir, daß sich mentale Verspannungen und Belastungen im Schulter-, Nacken-, Hals- und Kopfbereich niederschlagen!

Emotionale Belastungen zeichnen sich meist in den Bereichen Schultern, Lunge, Stoffwechselorgane, bis hinunter zum Gesäß, ab.

Die Bewegungsfähigkeit, das heißt die Handlungsunfähigkeit wird im Bereich der Hüfte abwärts über die Beine bis in die Füße sichtbar! Die Abbildung zeigt, auf welchen Ebenen sich Störungen bestimmter Körperbereiche deutlich machen.

Schultergelenk = M (Mental) Ellenbogengelenk = E (Emotional)

Handgelenk = H (Handlung)

Hüftgelenk = Übergang zur Handlung E + M

Oberschenkelhalsknochen = M

Kniegelenk = E

Fußgelenk = H

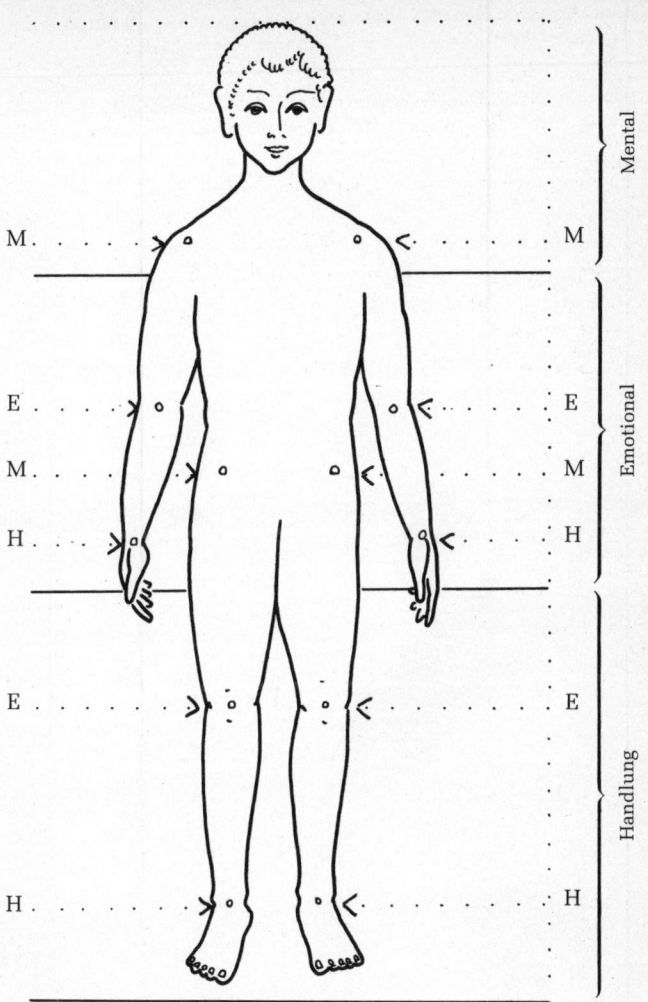

Abb. 1: Die Gelenke und ihre jeweiligen psychischen und physischen Entsprechungen.

Teil II

Die Organe und ihre geistige Entsprechung

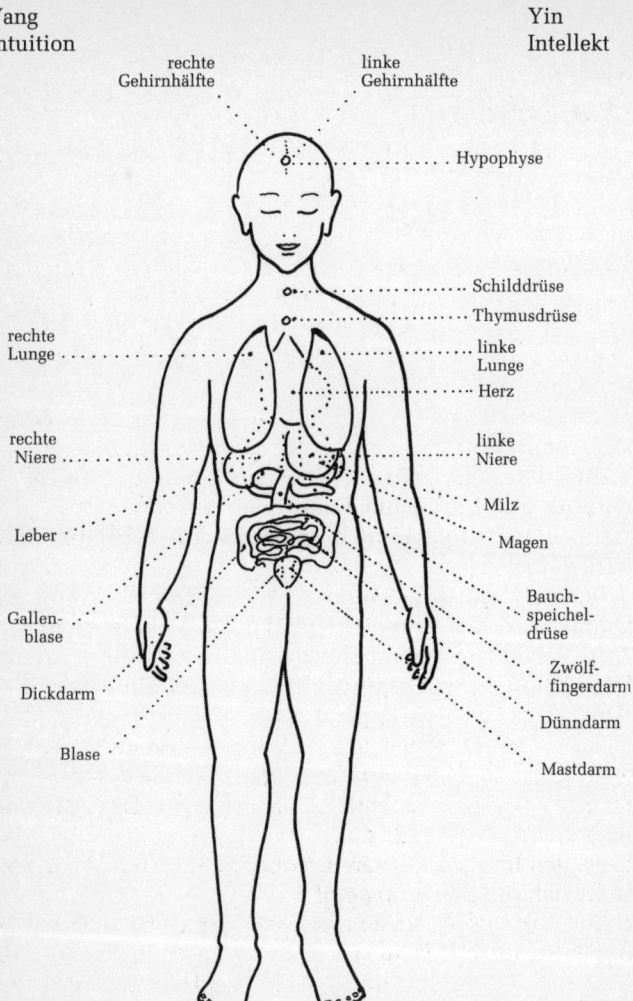

Yang
Intuition

Yin
Intellekt

rechte Gehirnhälfte

linke Gehirnhälfte

Hypophyse

Schilddrüse

Thymusdrüse

rechte Lunge

linke Lunge

Herz

rechte Niere

linke Niere

Milz

Leber

Magen

Gallenblase

Bauchspeicheldrüse

Dickdarm

Zwölffingerdarm

Blase

Dünndarm

Mastdarm

Abb. 2: Der Mensch und seine wichtigsten Organe

1
Die Arme

Unsere Arme befähigen uns, etwas festzuhalten, zu arbeiten und zu handeln. Sie hängen im Schultergelenk und werden wie verlängerte Werkzeuge eingesetzt. Oberarm, Unterarm und Hand sind jeweils durch ein Gelenk miteinander verbunden!

Durch das Handgelenk wird die Hand, die uns befähigt, sichtbare Handlungen zu vollziehen, beweglich.

Übergibt man jemandem volle Handlungsfreiheit, so wirkt er wie die rechte Hand oder der verlängerte Arm. Wenn aber die Rechte nicht weiß, was die Linke tut, dann wird es kritisch.

Der Arm entspricht einem verlängerten Werkzeug. Bekommen wir den Arm nicht mehr hoch, dann ist es höchste Zeit, aktiver zu werden; Einlagerungen kristalliner Art, das heißt Verhärtungen beginnen schmerzhaft die Bewegungsfähigkeit einzuschränken!

Im fortgeschrittenen Stadium nennt man diese Verhärtung Arthrose, eine verhärtete Situation, die durch die gedankliche und gefühlsmäße Erstarrung kommt. Es sind Schranken, die wir uns selber erstellt haben. Sind wir in der Lage, den Irrtum in unserem Computer aufzudecken, dann stellt sich die Besserung ein!

Der Ellbogen ist unsere Stütze, denn er ist in der Lage, durch Spannkraft Dynamik in unser Leben zu bringen, die über die Hände und den gesamten Menschen zum Ausdruck gebracht werden kann! Wird er allerdings dazu verwendet, diese entstehende Dynamik zum Mißbrauch der Lebenskraft zu benutzen, dann beginnen die Ellbogen zu verhornen. Es entsteht eine Ablagerung kristalliner Substanzen, die sich auf den äußeren sichtbaren Hautbereich verlagert.

Man bezeichnet Menschen, die, um die eigenen Ziele zu erreichen, sich rücksichtslos durchboxen, ohne Rücksicht auf Verluste – als Ellenbogenmenschen.

Die Hände sind etwas Besonderes: Sie können die Zärtlichkeit vermitteln, die wir für jemanden empfinden. Sie können aber auch Gewalt zum Ausdruck bringen und zerstören. Sie sind zum Begreifen da. Wir betasten, um zu begreifen! Wenn eine Begegnung zwischen Menschen stattfindet, reicht man sich die Hände. Dieses Händereichen sollte intensiver gepflegt werden, um die Hand des anderen zu erspüren, zu erfühlen, zu begreifen, um ihn zu erkennen. Damit käme diesem Ritual wieder der ursprüngliche Sinn zu.

Viele esoterische Gruppen achten besonders darauf, die Hände in ihrem Zusammenwirken zu betrachten. Die rechte Hand wird als gebende oder segnende dargestellt, die linke Hand als empfangende, aufnehmende!

Die linke Gehirnhälfte entspricht der rechten Hand; sie stellt das Bewußte dar. Die rechte Gehirnhälfte entspricht der linken Hand und verköpert das Intuitive. Dabei tritt die Frage auf: Wie ist es beim Linkshänder? Wir sind eine ganzheitliche Wesenheit mit einem komplizierten Denkapparat und sollten es uns nicht noch schwieriger machen.

Also: *Lerne, das Gesamte zu sehen und verbinde rechts und links zu einer bewußten Handlung!*

Laß Deine Hände zum Werkzeug der Liebe werden, damit sie dem Plan folgen, der ihnen eigen ist: heilen, lindern, trösten, laß Deine Handlung zum Segen werden, damit Du es erleben kannst: begreifen, erkennen, sein!

Gerade die Hände sind es, die dem neuen Leben entgegengestreckt werden, um es in Empfang zu nehmen bei der Geburt.

So sollten die Hände auch trösten, wenn dieser Plan wieder verlassen wird, wenn das Leben zu Ende geht. Sie sollten immer bereit sein zu helfen:

Betrachten wir einige Sprichwörter: *Ich bin seine rechte Hand. Ich werde Dich auf Händen tragen. Vertrauensvoll lege ich mein Leben in Deine Hand. Der Arm des Gesetzes. Seine schnelle Rechte.*

Die Arme und ihre geistige Entsprechung

* Im blockierten Zustand:
  Arme: Schwierigkeit, sich dem anderen mitzuteilen, Wesensverhärtung.
  Hände: Begrenzung, Macht zu zerteilen, Macht zu zerreißen.
  Ellenbogen: Egoistisches Verhalten.

* Im positiven Sinn:
  Arme: Werkzeug und ausführende Organe, anderen Halt und Schutz geben, Umarmen, ohne festzuhalten.
  Hände: Handlungsfähigkeit, Heilen, Begreifen, Teilen, um zu geben.
  Ellenbogen: Spannkraft und Stütze.

  Wo liegen meine Schwierigkeiten?

* Positive Affirmationen:
  Mit offenen Armen nehme ich das Leben an.
  Mit offenen Armen halte ich Dich, ohne Dich zu binden.
  Mit weit geöffneten Armen erwarte ich Dich.
  Meine Hände sind meine Werkzeuge, um zu heilen.
  Durch meine Hände fließt der Strom der heilenden Kraft des Göttlichen.
  Ich begegne allem Leben mit Freundlichkeit.
  Ich begegne allen Menschen mit Freude und gebe von mir das Beste.

2
Die Augen

Die Augen wurden seit Menschengedenken als der Spiegel
der Seele bezeichnet. Sie sind ein wunderbares Ausdrucksmittel, denn durch sie lassen wir etwas aus uns heraus. Sind
wir verliebt, wütend, zornig, sauer, krank oder aufgeregt,
der Ausdruck unserer Augen verändert sich. Wir nehmen
mit den Augen unsere Umgebung wahr, wir sehen sie und
sind dadurch in der Lage, uns den sichtbaren Situationen
besser anzupassen. Aus der Irisdiagnostik wissen wir, daß
es möglich ist, aus den veränderten Feldern der Iris Seelenzustände beziehungsweise Krankheitssymptome abzule-
sen. Die Pupille verändert sich je nach Lichtintensität von
klein bis groß. Die Farbveränderung der Iris geht einher mit
dem Gesundheits- und dem Gefühlszustand. So kann aus
einem wässerigen Blaßblau, ein klares Blau bis Blaugrau
entstehen. Jedoch wird aus einem Grün niemals ein Braun!
Wir sehen oftmals den Wald vor lauter Bäumen nicht.
Fühlen uns fast wie mit Blindheit geschlagen. Das heißt
nichts anderes, als ein getrübtes Sehvermögen zu haben.
Eine Situation wird nicht klar erkannt. Das Naheliegendste
wird übersehen, und die Reaktionen sind dementsprechend. Das Sprichwort, Liebe macht blind, zeigt es sehr
deutlich. Im Anfangsstadium des plötzlichen Verliebtseins
übersehen wir oft unschöne Dinge oder sehen im Partner
das Ideal, das wir so lange gesucht haben. Es entsteht durch
den inneren Hochdruck eine Verzerrung des Wahrzuneh-
menden. Beginnt der Zustand des Verliebtseins nachzulas-
sen, ist man plötzlich schockiert, denn der Blick wird wieder klarer, und man sieht mit Entsetzen die Segelohren oder
alles, was sonst noch den Schönheitssinn stört. Das Ver-

liebtsein ist dahin, und man ist wieder ernüchtert. Außer, es ist wirklich eine tiefe Liebe vorhanden, in der man den anderen so nimmt, wie er ist, ohne ihn verändern zu wollen – dann bleibt der Blick geschärft. Die rosarote Brille des Verliebtseins läßt die Dinge des Lebens in diesem Fall noch klar genug erkennen, um richtig reagieren zu können.

Die häufigsten Störungen des Auges sind Kurzsichtigkeit, Weitsichtigkeit, Grauer und Grüner Star (Glaukom). Oftmals heißt es, ich kann schlecht sehen, ich brauche jetzt eine Brille. Man sollte darüber nachdenken, warum sich die Sehkraft verschlechtert. Gibt es etwas, was ich nicht sehen will? Was ich übersehen will? Das Alter eines Menschen hat dabei wenig Bedeutung, denn die Entscheidungen – zusehen oder wegschauen – müssen in allen Altersstufen ständig getroffen werden. Ein Kind neigt erfahrungsgemäß eher dazu, nur das sehen zu wollen, was ihm momentan für die eigenen Belange wichtig erscheint. Ein begrenztes kurzsichtiges Verhalten. Ein älterer Mensch zieht es oft vor, die »Kleinigkeiten des Alltags« zu übersehen. Er läßt gern seinen Blick in die Ferne schweifen. Aber diese Weitsichtigkeit ist wiederum begrenzt. Somit treten dann Situationen ein, die die Sehkraft eines Auges trüben, man wird einäugig – besser wäre es, *einsichtig* zu werden!

Menschen, die sich ständig von ihrer Umgebung angegriffen und verletzt fühlen, ziehen irgendwann ihre Jalousien herunter, machen dicht. Sie sind auch nicht bereit, sich selber unter die Lupe zu nehmen, um schärfer und genauer zu sehen. So kann die heruntergezogene Jalousie bis hin zur Erblindung führen.

Im Zeitalter der Technik geben wir dem Computer die Möglichkeit, das Fehlverhalten in uns zu verstärken, und sagen eindeutig: weil ich am Bildschirm sitze, verschlechtert sich mein Augenlicht. Diese Programmierung für eine Verschlimmerung ist aber vom Menschen selber erstellt worden.

Jeder Druck, der die Seele berührt – sei es Freude,

Schmerz, Kummer oder dergleichen –, möchte sich als
Träne nach außen lösen. Wurde dieser Druck immer wieder
verdrängt, so kann es irgendwann einmal zu einem erhöh-
ten Innendruck im Auge führen, und wiederum wird der
Blick getrübt.

Zur Kompensation für die geschwächte Sehkraft wird
eine Brille verordnet. Diese wiederum stört die Eitelkeit: Es
wird offensichtlich, daß Probleme mit der Sicht vorhanden
sind. Nachdem wir noch nicht gelernt haben, zu uns selber
zu stehen, möchten wir wenigstens den Schein nach außen
wahren und greifen zu Kontaktlinsen! Würden wir die Kon-
takte zu unseren Mitmenschen besser pflegen, so wäre es
ein Schritt in Richtung Einsicht!

Frage Dich einmal selber: Was will ich nicht sehen?

Habe ich Angst, die Dinge so zu sehen, wie sie sind?

Wie siehst Du Deine Welt, Deine Umgebung, Deine Umwelt, ... Deine Partner?

*Steh zu Deiner Lebenssituation. Um erkennen zu können,
muß man hinsehen können. Einsicht nehmen können. Sei
ehrlich zu Dir und schau in den Spiegel. Ich bin ein schöner
liebenswerter Mensch.*

Ich bejahe mich und mein Leben.

Wenn das Spiegelbild sagt, ich gefalle mir nicht, dann
verändere es. Es liegt an Dir, an Deiner Betrachtungsweise.
Das Augenlicht ist Dir gegeben, um das Licht in Dir und um
dich herum wahrnehmen zu können. Denn alles Leben ist
Licht!

Betrachten wir einige Sprichwörter: *Tiefgründige Augen.
Fenster und Seele. Augen so klar wie ein Bergsee. Da gingen
mir die Augen auf. Liebe macht blind. Man traut seinen
Augen kaum. Wenn das mal nicht ins Auge geht. Ver-Se-
hen. Durch-Blick. Sich verschauen. Über-Blick. Er hat ein
Auge auf sie (ihn) geworfen. Der böse Blick. Farbenblind.
Der magische Blick. Der traurige Blick. Weit-Sicht. Ein weit-
sichtiger Mensch. Ein hellsichtiger Mensch. Ein Augen-
Blick. Das Augenlicht.*

Beginnt sich die wahre Einsicht zur Erkenntnis zu wandeln, dann beginnt der Mensch in Verbindung mit der Intuition den Überblick zu bekommen. Er sieht dann hinter die Kulissen und erkennt, begreift und versteht die geistigen Zusammenhänge.

Die Augen und ihre geistige Entsprechung

* Im blockierten Zustand:
  Gestörte Wahrnehmungsfähigkeit, uneinsichtiges Verhalten, verzerrte Wahrnehmung in inneren und äußeren Angelegenheiten.

* Im positiven Sinn:
  Hellsichtigkeit, geistige Sehkraft, inneres Sehvermögen. Einsichtigkeit.
  Wo liegt mein Fehlverhalten?

* Positive Affirmationen:
  Mit Zuversicht schaue ich in die Zukunft.
  Mit Freuden erkenne, bejahe ich die Schönheit, die mich umgibt.
  Ich bin einsichtig.
  Meine Sehkraft nimmt zu ... Ich danke für mein Augenlicht und für den Augenblick der Gegenwart.

3
Die Bauchspeicheldrüse

Stellvertretend für unser gesamtes Drüsensystem schauen wir uns die Funktion der Bauchspeicheldrüse an.

Die Bauchspeicheldrüse ist für die Verdauung mitzuständig. So, wie der Speichel im Mund wichtig ist für die Vor-Verarbeitung des Nahrungsmittels, so fallen auch der Bauchspeicheldrüse, medizinisch als Pankreas bezeichnet, wichtige Aufgaben zu. Sie ist verantwortlich für die Verdauung und für die Hormonerzeugung!

Damit das aufgenommene Essen richtig verwertet werden kann, benötigt der Körper Enzyme, welche die Nahrungsmittel in feinste Bestandteile spalten und für den Organismus brauchbar macht. Treten Störungen bei der Herstellung der Enzyme auf, so liegt uns die Nahrung unverdaut im Bereich des Magens beziehungsweise Darms und wird unverarbeitet wieder ausgeschieden. Also wird auch keine Energie aus der zugeführten Nahrung entnommen.

Von der Hormonsteuerung ist bekannt, daß die A-Zellen das Glukagon aufbauen und die B-Zellen das Insulin. Beide Substanzen sind notwendig, damit der »normale« Zuckerstoffwechsel funktionieren kann. Ist diese Funktion gestört, kommt es zum sogenannten Diabetes, zur »Zuckerkrankheit«. Der zugeführte Zucker kann vom Körper nicht mehr verwendet werden, der Mensch muß durch künstliches Zuführen von Insulin ausgleichen.

Sehr leicht führt das zu dem Wunsch: Ich will was Süßes. Die Entzugserscheinung des süßen Stoffes, weil der durch die Nahrung aufgenommene Zucker nicht verarbeitet werden kann, trägt somit eine tiefe Einsamkeits-Situation in sich. Sehnsucht nach Erfüllung, nach Liebe!

Das geistige Gesetz des geistigen Wachstums sagt: *Wachse durch Geben; oder Geben ist seliger denn Nehmen. Lerne zu geben und anzunehmen. Damit das Ausgleichende wirken kann! Schenke Liebe ohne Erwartung. Schenke Vertrauen ohne Forderung. Begegne dem anderen, ohne ihm zu entgegnen. Lerne Dein Leben im Augenblick und im Anblick der Gegenwart (Deines Partners) zu genießen. Denn jeder Augenblick ist ein Geschenk des Lebens, er wiederholt sich nie mehr.*

Die Bauchspeicheldrüse und ihre geistige Entsprechung

* Im blockierten Zustand:
  Egoistisches Verhalten in der Beziehung zum Partner, Stoffwechselstörungen, Schwierigkeiten mit der Umsetzung physischer sowie psychischer Stoffe, Mangelerscheinung.

* Im positiven Sinn:
  Liebe zum Leben, Liebe geben, das Süße genießen.
  Worin bestehen meine Probleme und Schwierigkeiten?
  Ich bin bereit zur Veränderung.

* Positive Affirmationen:
  Ich genieße den Augenblick der Liebe.
  Ich liebe das Leben.

4
Die Beine

Genauso wie die Arme sind auch die Beine verlängerte Werkzeuge: Sie tragen uns tagaus, tagein durch unser Leben! Dies nehmen wir meist als selbstverständlich hin. Erst wenn es Schwierigkeiten gibt, dann wenden wir uns ganz bewußt dem zu, was im untersten Bereich des Körpers zu finden ist: den Füßen, den Knien, den Beinen.

Beim Gehen, bei jeder Bewegung werden das Knie und das Fußgelenk stark beansprucht. Beginnen sich Schmerzen in den Füßen einzustellen, fangen wir häufig an, mit Salben und Bädern zu experimentieren, und schenken den Füßen die Aufmerksamkeit, die sie eigentlich immer verdienten. Die Füße sind in der ständigen Verbindung mit der Erde. Ohne die Füße wäre es uns nicht möglich, uns vorwärts zu bewegen. Sie bilden den Gegenpol zum Kopf. Durch die Füße erhalten wir den richtigen Stand. Wir können stehen. Verstehen und Verstand sind wiederum nur möglich, wenn der richtige Stand erreicht ist. Fußschmerzen weisen auf ein Verhalten des »Dagegensein« hin. Eine Zerrung oder Verstauchung zeigt Unachtsamkeit.

So ergibt sich sehr eindeutig die Einschränkung der Bewegungs- beziehungsweise der Fortbewegungsfähigkeit!

Beginnen sich Einlagerungen schmerzhafter Art im Kniegelenk bemerkbar zu machen, so kann es sein, daß einer äußeren Situation zu viel Bedeutung geschenkt wird und man die eigene geistige Entwicklung übersieht. Man überspannt somit sein Bewegungssystem. Auch eine Meniskus-Verletzung oder eine Entzündung der Bänder oder Sehnen verdeutlicht, daß es höchste Zeit wäre, sich mit den inneren Werten zu beschäftigen. Denn das Knie ist zum Ab-biegen da. Zum Beugen – nicht etwa, um in die Knie zu gehen und irgend jemandem zu huldigen, sondern um sich den Lebensgesetzen unterzuordnen. Ein flexibler Mensch, der sich dem Leben anvertraut, der die Kraft des Geistes und der Materie begreift, ist beweglich und anpassungsfähig.

Auch im Bereich der Beine gilt die Aufteilung der Gelenke. Oberschenkel bis Hüfte entsprechen der gefühls- und handlungsmäßigen Ebene, das Oberschenkelgelenk der mentalen Ebene, das Kniegelenk = Gefühlsebene, und das entspricht dem Fußgelenk = handlungsmäßigen Ebene.

Ergeben sich Stauungen in beiden Beinen, deutet dies darauf hin, daß die eigene Lebensenergie gestört ist.

Mit beiden Beinen auf der Erde stehen bedeutet, verwurzelt zu sein, standhaft zu sein, bewußt zu sein!

Den Kopf im Himmel, aber die Füße auf der Erde, so soll es sein.

Betrachten wir einige Sprichwörter: *Was man nicht im Kopf hat, hat man in den Beinen. Er lebt auf großem Fuß. Mir zittern vor Angst die Knie. Ich habe Beine wie Gummi.*

Die Beine und ihre geistige Entsprechung

* Im blockierten Zustand:
  Beine: Versagen, Mißbrauch der Lebensenergie.
  Knie: Bewegungseinschränkung, gebundene Materie, Stolz, Unbeugsamkeit, Hochmütigkeit.
  Füße: Abgrenzung, Isolierung.

* Im positiven Sinn:
  Beine: Werkzeuge, den rechten Weg zu gehen, Energie im Fluß.
  Knie: Beugsam, Demut, dienend das Knie vor der schöpferischen Kraft beugen.
  Füße: Verständnis, Standhaftigkeit, Verstehen.

Meine Frage: Wo liegen meine Schwierigkeiten?

* Positive Affirmationen:
  In Demut beuge ich mein Knie vor der Schöpferkraft des
  Lebens. Mein Leben trägt mich voran, dem Ziel entgegen.
  Ich stehe fest verwurzelt auf der Erde.
  Ich stehe fest und sicher. Ich bin offen, um die Menschen
  besser verstehen zu können.
  Ich stehe fest auf meiner Erde, und danke dem Himmel
  für das Licht. Es durchströmt meinen Körper und fließt
  zum Segen des Planeten durch meine Beine, durch meine
  Füße hinein in die Mutter Erde. Ich bin wie ein weit
  geöffneter Kanal.

5
Die Blase

Die Blase ist ein Hohlkörper, ein Gefäß, das die Flüssigkeit aufnimmt, die über die Nieren abgegeben wird – genauso wie die Gallenblase aufnimmt, was über die Leber weitergegeben wird. Beides muß sich lösen können, sonst beginnen schmerzhafte Stauungen den Menschen zu plagen. Der Druck in der Blase, der sehr erheblich werden kann, fordert uns immer wieder auf: *los-zu-lassen*, es geschehen zu lassen, daß sich im richtigen Augenblick die Lösung – die Erlösung – ergibt. Sehr vielen Menschen fällt gerade das Loslassen sehr schwer. Sie versuchen so lange wie möglich eine Entleerung zurückzuhalten. Dies kann dann allerdings bis zu einem krampfartigen Zustand führen.

Kinder und ältere Menschen leiden oft unter dem Gefühl: »Ich kann nicht«, was soviel heißt, wie ich kann mich nicht entleeren, ich kann nichts hergeben, ich kann mich dem äußeren Druck nicht anpassen.

Ein gewisser Geiz, ja sogar Ehrgeiz kann dahinterstehen. Befinden wir uns in Streßsituationen, so können zwei große Extreme auftreten. Die einen bekommen eine Sperre und können nicht loslassen, die anderen können nicht halten, und »es« löst sich unwillkürlich. Der Druckausgleich sollte aber bewußt in uns stattfinden.

Das sogenannte Bettnässen, egal, ob in jungen oder späten Jahren, stellt also nur einen Wechsel in einen befreiten Zustand dar, und zwar meist im Schlaf, wenn die Schwelle des Tagesbewußtseins durchbrochen beziehungsweise aufgehoben ist. Ein Vorfall, der noch nicht bewußt geworden ist, mit welchem man noch nicht umzugehen gelernt hat, drängt an die Oberfläche und löst in der nächtlichen Befreiung, im Traum und in der Blase, den bereits vorhandenen Überdruck.

Ich glaube, daß jeder von uns Träume kennt, in denen wir angestrengt nach einer Toilette suchen, um uns zu befreien. Und die meisten von uns wissen auch, wie schwierig es ist, in diesen Träumen ein ungestörtes Plätzchen zu finden. Wenn unser Organismus voll funktionsfähig ist, dann werden wir im richtigen Moment wach, wenn das nicht der Fall ist, erlebt man am Morgen eine feuchte Bescherung.

Zu schnelles Loslassen und zu langes Festhalten sind unausgeglichene Seelenzustände. Jedes Brennen beim Wasserlassen zeigt uns, wie schmerzhaft das Loslassen ist, und die sogenannten Harnwegsinfektionen, auch wenn sie nach dem Besuch in einem Schwimmbad auftreten, sind im Grunde genommen nichts anderes als Aufforderungen und Anforderungen, bewußter mit einer Situation umzugehen!

Die Niere, die Blase und die Nase stehen so in einer engen Verbindung zueinander. Hinter den Problemen oder Symptomen dieser Organe verstecken sich zumeist die kleinen Unzulänglichkeiten des Alltags, wie – immer gleich beleidigt sein, selber aber gerne austeilen – rechthaberische und egoistische Machtansprüche – nichts hergeben wollen – mit dem Partner nicht beglückend, sondern eher bedrückend oder erdrückend umgehen – das heißt auch, ihn nicht loslassen oder freigeben können, besonders auch in der Eltern-Kind-Beziehung.

Die Blase ist ein Gefäß zum Sammeln, zum Aufnehmen und zum Abgeben. Genau demselben Prinzip entspricht das Wesen des Menschen und sein Seelenzustand. Das nur Aufnehmen und Gefülltsein ergibt einen Stau, der bis zur Übersäuerung führen kann, der Inhalt wird ungenießbar, er beginnt zu gären: Das Gefäß, das ständig versucht, sich von seinem Inhalt zu befreien und auch nicht bereit ist, erst einmal richtig aufzunehmen, kann nie die Erfüllung erfahren, weil es sich immer verausgabt. Der Mittelweg wäre es, den Zustand zu erreichen, der es zuläßt, aufzunehmen und abzugeben! Das wäre dann der richtige Druck, der alles im Gleichgewicht hält.

Die Blase sagt uns:

Laß los, alles, was Dich belastet, alles, was Dich unfrei werden läßt. Gib Dich selber frei und versuche nichts zu halten, was Deiner Persönlichkeit entspricht, denn in ihr sind die Illusionen, die Dir wie Seifenblasen etwas vorgaukeln.

Verlaß Dich auf das, was Du in Dir als Ruhe, Ordnung, Harmonie und Liebe bezeichnest. Denn dann kann sich der wahre Zustand Deiner Seele offenbaren und die Erfüllung Deiner innersten Wünsche. Diese sind nicht nur in Dir, sondern in allen Menschen: Freiheit, Frieden, Freude, Fröhlichkeit, Liebe, Achtung, Toleranz! Dein Gefäß ist groß genug, um alles aufnehmen zu können, Dein Herz ist weit genug, um in Liebe damit umgehen zu können, Dein Bewußtsein ist stark genug, um allen davon geben zu können!

Die Blase und ihre geistige Entsprechung

* Im blockierten Zustand:
  Ruhelosigkeit, Ungeduld, Nicht-loslassen-Können oder -Wollen, krampfartiges Festhalten, Druck.

* Im positiven Sinn:
  Loslassen, Druckausgleich, Harmonie, Frieden.

  Was ist meine Schwäche?

* Positive Affirmationen:
  Ich lasse alles los.
  Ich erzeuge keinerlei Druck, alles löst sich.
  Ich fühle mich frei.

6
Das Blut

Das Blut wird seit Menschengedenken als Träger der Lebenskraft bezeichnet.

Uralte schamanische Zeremonien und Rituale deuten noch heute darauf hin, wieviel Bedeutung dem Blut schon immer zugeschrieben wurde. Wenn wir an die alten Opferungsrituale denken, die in vielen Ländern noch heute in Form von Tieropfern erbracht werden, so kann es einem einen Schauer über den Rücken jagen.

Das Blut birgt den lebenstragenden Impuls in sich, und in einem einzigen Blutstropfen zeigt sich der gesamte Gesundheitszustand eines Menschen.

Mit Hilfe eines speziellen mikroskopischen Untersuchungsverfahrens, der sogenannten »Aurasskopie« können anhand eines einzigen Blutstropfens alle Störfaktoren deutlich gemacht werden, lange bevor sie sich in herkömmlichen medizinischen Analysen erkennbar zeigen. Erst nach eingehenden Untersuchungen kommt die medizinische Bestätigung. Das Blut ist also eine Spiegelung: Eine zurückliegende oder auch eine erst im Entstehen begriffene Krankheit kann somit erfaßt werden. Ein Spiegel der Lebenskraft, erkennbar im Lebenssaft!

Der ausgeglichene Zustand, der entstehende Konflikt, organischer Fehlimpuls... all das läßt sich im Blut ablesen.

Das Blut in unserem Körper ist in ständiger Bewegung. Daraus folgt, daß wir auch den Kreislauf betrachten müssen, wenn wir die Bedeutung des Blutes erfassen wollen. Unser Kreislauf ist vergleichbar mit einer hydraulischen Anlage. Das Herz entspricht der Pumpstation, angeschlossen an das gigantische Netzwerk aus Kanälen, den Blutgefäßen. Diese verästeln sich wiederum zu so feinen Kapillaren, die nur noch unter dem Mikroskop sichtbar werden. Die Gesamtlänge dieser Gefäße dürfte etwa eine Länge von 9000 Kilometern haben.

Der Blutdruck ist der vom Herzen erzeugte Druck. Eine dynamische Lebenskraft, die sich zum Ausdruck bringen möchte und dem innersten Plan folgen will.

Kann dieser Plan nicht erfüllt werden, weil der Mensch seine Fähigkeiten nicht nützt, ergibt sich ein Unterdruck.

Wir versuchen immer in umgekehrter Weise zu interpretieren: Wir können nicht, weil wir einen zu niederen oder zu hohen Blutdruck haben. Auf den Gedanken, unsere inneren Grenzen und Fähigkeiten zu erforschen, kommen wir selten.

Der sogenannte Unterdruck, der zu niedere Blutdruck, wird als Hypotonie bezeichnet.

Menschen, die sich immer wieder ihrer eigenen Dynamik entziehen, das heißt mehr der phlegmatischen und laschen Seite ihres Wesens zugeneigt sind, werden eher zu einem niederen Blutdruck neigen. Ein Schub der Entschlossenheit und ein bißchen Willenskraft würden ihn sehr schnell in die Höhe bringen.

Dieser Unterdruck entsteht, wenn die schöpferischen Fähigkeiten und die dynamischen Lebensimpulse brachliegen.

Die dadurch entstehende Labilität gipfelt im Zustand der Ohnmacht.

Der zu hohe Blutdruck, der Überdruck, wird als Hypertonie bezeichnet. Beides, zu hoch und zu niedrig, spiegelt unausgeglichene Seelenzustände wider.

Steht ein Mensch mit sich selber auf dem Kriegspfad, dann überzieht er ständig seine eigenen Grenzen. Sein Ego ist noch nicht bereit, diese körperlichen Grenzen anzuerkennen. Dabei entsteht eine Übertretung, ein Überdruck. Er steht nicht nur unter seinem eigenen Druck, sondern auch unter dem seiner Umgebung.

Er ist schnell erregbar und gereizt. Dieser Hochdruck stellt auf die Dauer gesehen eine unzumutbare Belastung für das Gefäßsystem dar. So sollte man auch den sogenannten altersbedingten Bluthochdruck etwas genauer betrachten.

Wir finden in der Natur überall Entsprechungen, so auch in uns. Sind wir sauer, werden wir nach außen ungenießbar. Sind wir unausgeglichen, werden wir nach außen ungerecht. Deshalb wäre es des öfteren angebracht, über folgendes nachzudenken: Wie gehe ich mit mir um? Wie behandle ich meine Umgebung? Lasse ich zu viel Dampf ab? Wie beweglich bin ich noch, im Umgang mit Menschen, in meiner Kommunikation?

Beginnt eine Belastung dieser Art aufzutreten, eilt sie wie eine Kettenreaktion durch den Körper.

So sind bereits Kinder von dieser Druckwelle belastet, und immer häufiger wird versucht, mit Medikamenten die Ursachen zu beheben. Auch hier zeichnet sich ein Kreislauf ab, den wir nur durchbrechen können, wenn wir uns – jeder einzelne – aus dem gedanklichen Phlegma, der Onkel Doktor wird's schon richten, herauskatapultieren!

In den Kirchen wird vom Blute Christi gesprochen. Wäre das wortwörtlich zu nehmen, so wurde dies auf reinen Kannibalismus hindeuten. (Leider wird es von vielen noch so mißverstanden!) Vielmehr wird hier eine Lebensenergie angesprochen, die jedem Menschen zueigen ist! Denn er lebt, atmet, denkt, fühlt, handelt und ist in seinem inneren Ideenreichtum schier unerschöpflich. Je klarer seine Gedanken und Gefühle durch die Kraft des Geistes sich mit der Materie in Einklang bringen und sich die Bewußtwerdung in ihm vollzieht, um so klarer kann sich die Kraft in dem Menschen offenbaren, die als Christuskraft oder Christusgeist bezeichnet wird. Es ist eine universelle Form der Energie, die global vorhanden ist und die wir ganz einfach als Liebe bezeichnen.

Betrachten wir einige Bezeichnungen und Redewendungen: *Halbblut. Warmblut. Vollblut. Kaltblütler. Es blutet
mir das Herz. Blutsverwandtschaft. Verfeindet bis aufs
Blut. Ich schwitze Blut und Wasser. Der Wein ist rot wie
Blut. Das Blut gefriert mir in den Adern.*

Das Blut und seine geistige Entsprechung

* Im blockierten Zustand:
  Niederer Blutdruck: Einschränkung, mangelnde Dynamik.
  Hoher Blutdruck: Unausgeglichenheit, Enge und Aggres-
  sivität.
  Venen: Enttäuschungen, Hemmungen, Einengung, Mißachtung, nichts annehmen wollen, den Kreislauf des Lebens nicht annehmen wollen.

* Im positiven Sinn:
  Träger der Lebenskraft, des Lebenssaftes, Vitalität,
  Freude.
  Venen: Kanal sein, Großzügigkeit, Kreislauf von Geben
  und Nehmen, Freiheit mit sich und den anderen, Energie-
  fluß.

  Wo trage ich Fehlhaltungen in mir? Was sind meine
  Schwierigkeiten?

* Positive Affirmationen:
  Ich fühle mich erfüllt von Lebenskraft und Stärke!
  Meine Zuversicht und meine Lebensfreude wächst!
  *Der Kreislauf des Lebens durchströmt mich, ich öffne
  mich ihm immer mehr!*
  Ich bin ein Kanal für das ewige Licht!

7
Der Darm

Der Darm besteht aus verschiedenen Abschnitten, die unterschiedliche Funktionen haben. Er gliedert sich in den Dünndarm – ein langer Schlauch mit vielen kleinen Darmschlingen, der zur Resorption von Nährstoffen dient; den Dickdarm, der alles Unverdaute eindickt und zur Ausscheidung vorbereitet; den Zwölffingerdarm, in welchen die Ausführungsgänge der Leber und der Bauspeicheldrüse einmünden und den Mastdarm, der alles aus uns hinausbefördert, was zuviel ist und wir nicht verwerten können.

Man kann den Darm als großen Wechsler, Umwandler oder Transformator betrachten. In den Darmtrakt gelangen alle Giftstoffe, die der Körper nicht verarbeiten kann, und die schädlich für ihn sind. In seinen vielen kleinen versteckten Windungen entstehen durch unvollständige Verdauung Gärungsprozesse, die uns sehr großes Unbehagen bereiten können. Je mehr der Mensch geneigt ist, seine Probleme nicht lösen zu wollen, nicht loslassen zu wollen, egal ob Nahrung, Menschen, Vergangenheit oder gedankliche Irrtümer, um so mehr wird er Probleme mit seiner Verdauung haben. Oft recht schmerzhaft. Auffallend dabei ist, daß in Angstsituationen ein willentlich nicht gewolltes Loslassen, ein Durchfallen, eintritt. Aber wiederum neigen wir dazu, es auf den äußeren Zustand oder auf die eventuell verdorbene Nahrung zu schieben. In keiner Weise wird es mit dem Verhalten in Zusammenhang gebracht! Obwohl hier die wahre Ursache zu finden wäre, wenn man nur danach suchen würde.

Kinder neigen oft zu einer sogenannten Darmgrippe, eine kleine Entzündung des Dünndarms. Wenn man dann genau

hinhört, bemerkt man ein »Gluckern« im Darmbereich um
und unterhalb des Bauchnabels. Eine schmerzhafte Angelegenheit, hinter der nicht nur eine Virusinfektion steckt,
sondern ein Sich-nicht-verstanden-Fühlen, eine Enttäuschung und viel Kummer!

Ich habe Leute kennengelernt, die es ausgehalten haben,
ihren Darm über längere Zeit (fünf bis sieben Tage) nicht zu
entleeren. Dabei entstehen wiederum Schmerz und Leid –
ein fast nicht ertragbares Völlegefühl ist die Folge. Wie kurz
vor dem Platzen. Zum Platzen ist hier wirklich etwas! Überwiegend habe ich dieses Symptom bei Menschen vorgefun-
den, die sich selber mit den stärksten Schuldkomplexen
und Minderwertigkeitsgefühlen belastet haben.

Das Festhalten alter, schon längst vergangener Zustände
läßt den Stoffwechsel in Unordnung geraten. So sammelt
sich nicht nur der physische Müll in den Windungen, der
selbst durch Darmspülungen nicht entfernt werden kann,
sondern auch der geistige Müll führt zu Ab- und Einlagerungen.

Diese versteckten Situationen drücken letztlich so in die
oberen Bereiche bis in den Kopf, wo sie sich als Wetterfüh-
ligkeit und Migräne manifestieren können.

Das Durchschlagende ist genau das Gegenteil, denn sind
wir nicht in der inneren Haltung und Ausrichtung gefestigt,
dann schlägt alles, was uns momentan als Zuviel erscheint,
durch! Was nicht im Mittelmaß der Ausgewogenheit, der
Liebesfähigkeit, gehalten wird, entgleitet uns.

Somit sollte die Waage gehalten werden zwischen geben
und nehmen, schenken und annehmen können. Dies sollte
ehrlichen Herzens geschehen, ohne daß man sich zu etwas
verpflichtet fühlt.

»Das Herz ist mir vor Angst in die Hose gerutscht« –
dieser Satz, der sowohl die Darm- als auch die Herzfunktion
anspricht, weist auf den seelischen Zusammenhang hin:
Angst ist eine Verzerrung von Gefühl- und Gedankengang,
von Vorstellungsbildern. Angst sollte gelöscht und nicht

geschürt werden. Aber der Mensch neigt leider immer wieder dazu, Druckmittel zu erfinden, mit denen sich die Menschheit gefügig machen läßt! Egal, welche Krankheitssymptome es sind, auch Krebs und Aids: die Selbständigkeit des einzelnen erhöht seine Widerstandskraft, auch gegen das Symptom der Angst.

Selbstbewußtsein und Selbstachtung wirken stärkend und aufbauend, denn nur durch die bewußte Annahme des *ICH BIN* kann ein Umwandlungsprozeß stattfinden!

Freu Dich Deines Lebens! Auch wenn es einmal trüb und grau in Deinem Alltag erscheint: bete und arbeite, arbeite an Dir und lerne zu geben, damit sich die Erfüllung Deiner Bitte auch in Deiner Umgebung offenbaren kann... bitten und danken heißt auch geben und nehmen!

Betrachten wir wieder einige Sprichwörter: *Mein Herz ist mir vor Schreck in die Hose gerutscht. Vor Angst ging es in die Hosen.*

Der Darm und seine geistige Entsprechung:

* Im blockierten Zustand:
  Trägheit, Enttäuschung, Geiz, Gier, Kummer, Schuldkomplexe, Minderwertigkeitsgefühle.

* Im positiven Sinn:
  Umwandlung, Freude, Selbstwertgefühle, Achtung vor dem eigenen Leben und dem Körper, maßvolles Geben und Nehmen.
  Wo liegen meine Schwierigkeiten?

* Positive Affirmationen:
  Ich bin ein freigiebiger und großzügiger Mensch.
  Ich lasse alles los, was mich bedrückt und fühle mich dadurch frei und gelöst.

Ich danke für meinen Körper, denn er ist meine Ausdrucksform im Jetzt und Hier.
Ich nehme meinen Körper an, so wie er ist.

8
Die Galle

Wenn die Galle überläuft, dann ist zugleich die Leberfunktion gestört, oder aber die Gallenflüssigkeit kann aus der Gallenblase nicht richtig abfließen und staut sich im Gallengang. Die Galle läuft und schäumt über vor Zorn, vor Wut, vor lauter Giften!

Menschen, die unzufrieden mit sich und der Welt sind, die zu Jähzorn und Wutausbrüchen neigen, die an allem etwas auszusetzen haben, sind im wahrsten Sinne des Wortes kleine »Gifthaferl«! Übersteigerte Aggressionen haben eine erhöhte Produktion von Gallenflüssigkeit zur Folge. Bis irgendwann sich der aggressive Zustand manifestiert, die Gallensäure zu Gallengrieß und -steinen kristallisiert. Es entsteht eine sehr schmerzhafte Zwangssituation, die in der Gallenkolik gipfelt.

Ausgeglichenheit und Liebe sind die großen Auflöser der festgefahrenen Situationen! Wut und Jähzorn verstärken sie. Das Sprichwort: *Mir läuft die Galle über*, sollte daher ernster genommen werden, damit man vorbeugend handeln kann.

Die Lebensenergie möchte uneingeschränkt fließen. So auch durch die Galle. Auch wenn es im Leben so manche bittere Pille zu schlucken gibt, manche harte Situation zu bewältigen ist, sollte man nicht verzagen. Mit viel Geduld und Ausdauer ist es zu schaffen, die gestaute Energie wieder zum Fließen zu bringen.

Die Galle und ihre geistige Entsprechung

* Im blockierten Zustand:
  Wut, Jähzorn, Aggressionen, Stau.

* Im positiven Sinn:
  Ausgeglichenheit, Achtung vor dem Leben.
  Wo liegt mein Irrtum? Was kann ich ändern?

* Positive Affirmation:
  Ich nehme mein Leben in beide Hände und beginne jetzt,
  es zu verändern!
  Ich bin ruhig und ausgeglichen.
  Ich fühle mich wohl in meinem Körper, meinem Alltag,
  meinem Heim, meiner Arbeit und bei meinem Partner.

9
Das Gehirn

Das Gehirn ist unsere große Schaltzentrale, unser körper-eigener Computer. Es besteht aus zwei Gehirnhälften, die unterschiedliche Funktionen aufweisen.

So wird der rechten Gehirnhälfte die Intuition zugeordnet und der linken das Bewußte oder das Intellektuelle. Das, was wir mitbringen, ohne es je erlernt zu haben und das, was wir uns durch Lernen aneignen. Die Kraft der Erde = yin, links, die Kraft des Vaters, des Geistes = yang, rechts.

Yin und Yang treffen sich ständig in unserem Körper, sei es bei der Nahrungsaufnahme oder durch Gedanken oder Gefühlsstrukturen, in den Ladungsfeldern, die magneti-schen Fluß erzeugen.

Dieses Zentrum, unser Hirn, gleicht einer Mikro-Film-Station, denn alle Eindrücke, die jemals über die Sinne gelaufen sind, alle Erkenntnisse und Erfahrungen, die je-mals gesammelt wurden, werden gespeichert und sind je-derzeit abrufbar!

Trotz vieler Spekulationen ist es aber nicht möglich, In-telligenz von einem Menschen auf den anderen zu übertra-gen.

Wir haben einen Zentralcomputer, der mit jeder Faser des Körpers über die Nervenleitungen verbunden ist. Werden diese Nervenleitungen verletzt, so kann im Gehirn auch keine Antwort erfolgen! Die physische Natur des Menschen reagiert auf physische Reizfelder, die geistige Natur des Menschen auf die psychischen.

Die Gehirnfunktion sollte nicht dadurch eingeschränkt werden, indem man Kinder zwingt, Tätigkeiten mit einer bestimmten Körperhälfte auszuführen. Es sollte jedem Kind freigestellt werden, ob es Rechts- oder Linkshänder sein möchte. Erstrebenswert erscheint dabei, mit beiden Händen tätig zu werden, nur durch die Verbindung der Intuition mit der Tat kann es zur Verwirklichung kommen.

Wenn der Kopf nicht bei der Sache ist, wird die Arbeit nicht gelingen. Durch Konzentrationsübungen können wir lernen, unsere Vorstellungskraft zu schulen: linke Hälfte!

Durch Übungen können wir lernen, Gefühlszustände als Empfindung, das heißt zum Beispiel Nachempfindung von Harmonie, aufrechtzuerhalten – das entspricht der rechten Hälfte! Zum Beispiel: Beginnt sich der Gedanke im Wort »Harmonie« zu formen; das entsprechende Gefühl das Wort zu beleben und die dazugehörige Vorstellungskraft einzusetzen: »Was tue ich mit der Harmonie«, entsteht dadurch ein bewußter Vorgang, der die Energie, den Energiezustand lenkt – dann sind beide Seiten miteinander aktiv, sind Herz und Verstand in Einklang gebracht, denn das Gefühl läuft über das Herz, die Thymus-Drüse zum Gehirn!

Diesen Schaltkreis zu durchbrechen, gilt es für die breite Masse! Solange sie »gedacht wird«, zum Teil auch manipuliert wird, ist sie nicht fähig, selbständig zu werden! Jeder einzelne ist jedoch für seinen Körper verantwortlich, deshalb bleibt niemandem der Weg der Selbsterkenntnis erspart!

Der erste Schritt ist es, den Körper als Partner zu sehen. Begegne ihm und nimm ihn an, so wie er ist. Wenn Du feststellst, daß es besser wäre, ihn zu verändern, dann tu es. Jetzt! Sage nicht, ich werde, bejahe Dein Leben und sage: Ich bin!

Hast Du einmal Zugang zu Deinem Computer gefunden, so wirst Du feststellen, daß in Deinem Lebensbuch weit mehr beschriebene Seiten sind, als jene, die Du bis jetzt kennengelernt hast.

Das Gehirn und seine geistige Entsprechung

* Im blockierten Zustand:
  Angst vor dem Leben, Angst vor Gedanken und Gefühlen,
  Angst vor dem, was den Menschen ausmacht, Gedächt-
  nisschwund, Vergeßlichkeit.

* Im positiven Sinn:
  Bewußtsein, Umgang mit allen schöpferischen Kräften,
  die in uns sind, Computer, die Schaltzentrale, der große
  Dirigent.
  Worin bestehen meine Schwierigkeiten?

* Positive Affirmationen:
  Ich fühle, wie sich alle meine Sinne schärfen.
  Ich fühle, wie sich die Konzentrationskraft auf Wesentli-
  ches lenkt und sich meine Gedanken und Vorstellungs-
  bilder verschärfen.
  Ich werde mir meines wahren Wesens immer bewußter.
  Ich weiß ... ich bin!

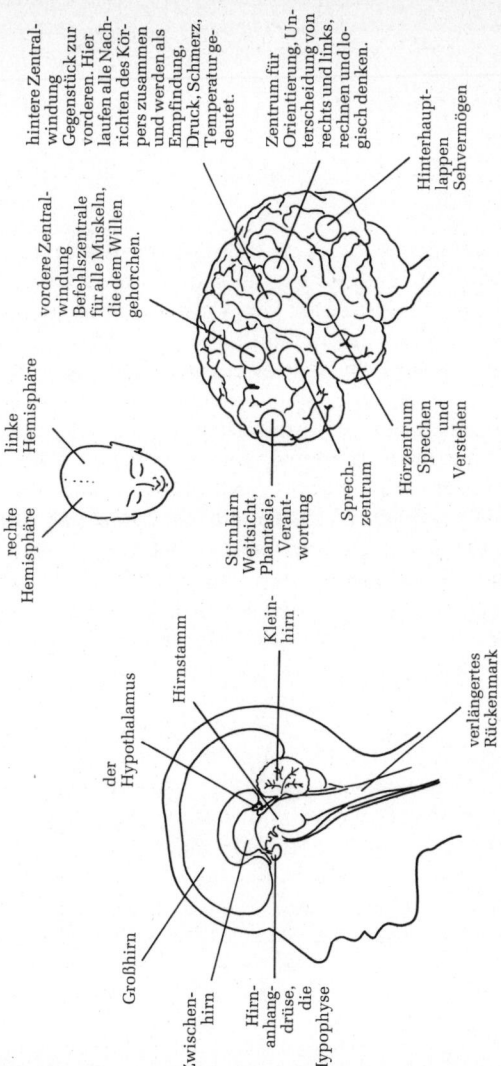

hintere Zentral-
windung
Gegenstück zur
vorderen. Hier
laufen alle Nach-
richten des Kör-
pers zusammen
und werden als
Empfindung,
Druck, Schmerz,
Temperatur ge-
deutet.

Zentrum für
Orientierung, Un-
terscheidung von
rechts und links,
rechnen und lo-
gisch denken.

vordere Zentral-
windung
Befehlszentrale
für alle Muskeln,
die dem Willen
gehorchen.

Hinterhaupt-
lappen
Sehvermögen

linke
Hemisphäre

rechte
Hemisphäre

Stirnhirn
Weitsicht,
Phantasie,
Verant-
wortung

Sprech-
zentrum

Hörzentrum
Sprechen
und
Verstehen

Hirnstamm

Klein-
hirn

der Hypothalamus

verlängertes
Rückenmark

Großhirn

Zwischen-
hirn

Hirn-
anhang-
drüse,
die
Hypophyse

Abb. 3: Das Gehirn

10
Die Gelenke

Das Wort Ge-lenke sollte man sich etwas eingehender betrachten. Geh- und lenke – was aber sollen wir lenken? Die schöpferischen Kräfte in uns! Jene Kräfte, die uns befähigen zu denken, zu fühlen, zu handeln, Ideen zu verwirklichen. Mit diesen Fähigkeiten sieht es bei den meisten von uns spärlich aus. Der Mensch ist leider eher geneigt, Disharmonie zu schaffen als einen harmonischen Zustand. Aber woher soll diese Erfahrung kommen, wenn er sie noch nicht in sich selber erlebt hat?

Gelenkige Menschen können sich viel schneller neuen Lebenssituationen anpassen. Sie sind in ihrer Bewegungsfähigkeit noch nicht eingeengt, eingeschränkt. Die Einschränkung tritt in Erscheinung, wenn die inneren Übereinstimmungen nicht mehr vorhanden sind, das heißt, wenn der Verstoß gegen die Natur, den Körper so weit fortgeschritten ist, daß das Knie (zum Beispiel) nicht mehr beugungsfähig ist. Die Redensart »ein unbeugsamer Mensch« verrät die geistige Grundhaltung.

Viele Jugendliche klagen heutzutage schon über Gelenkschmerzen. Diese Beschwerden waren vor einigen Jahrzehnten nur bei älteren Menschen zu beobachten. Dieser sogenannte Jugendrheumatismus stellt eine schmerzhafte Einschränkung im Bereich der Gelenke dar.

Befindet sich diese Begrenzung und Einschränkung in den Schultergelenken, was gar nicht selten zu finden ist, so sollte man einmal über seine gegenwärtige Situation nachdenken! Gedanklich und gefühlsmäßig sind die Ansprüche des Egos so stark, daß man dabei das Umfeld nicht mehr sieht, nicht mehr wahrnimmt. Der Schmerz ist so stark, daß man die Arme nicht mehr hoch bekommt. Jede Bewegung tut weh. Eine Erstarrung, die sich ohne weiteres in ein anderes Gelenk flüchten kann, um sich einen neuen Raum zu suchen. So kann sie von den Schultern zum Ellenbogengelenk, über das Handgelenk in die einzelnen Fingergelenke flüchten! Die Starre kann in die Hüftgelenke, in die Kniegelenke und sogar in die Fußgelenke sinken.

Das Symptom ist immer auf der Flucht, denn wenn es auch, medizinisch gesehen, behoben ist, so kann es nach sehr kurzer Zeit wieder an einer anderen Stelle auftreten, weil die Ursache nicht behoben wurde. Im Sprachgebrauch gibt es sehr deutliche Beschreibungen der geistigen Verhaltensweisen: Sich auf etwas versteifen – hier ist die natürliche Beweglichkeit gestört. Irgendwo hat man sich festgebissen und kämpft genauso verbissen weiter, weil man sich im Recht fühlt. Aus dieser Verbissenheit heraus kann der Körper dem ureigensten Ruf nicht mehr folgen. Er reagiert, indem er sich versteift!

Zu weit gehen – gehen wir zu viel oder zu weit, schmerzen dem Untrainierten die Füße, die Beine, und es geht einem die Puste aus. Gehen wir zu weit, dann überspannen wir, überdehnen wir den Bogen, bis zur Zerreiß-Probe, das kann im Körper bis hin zur Bänderzerrung – und zum -riß führen. Wenn wir eine Sache überziehen, entsteht ein so hohes Spannungsmoment, daß es zu Überdehnungen kommen kann. An die Frage, wo ich überspannt oder überheblich fühle, denke oder handle, denken wir nur sehr selten! Was habe ich getan? Warum geht es gerade mir so schlecht, wo ich doch so ein »guter Mensch« bin?

Das fragt sich manch einer, wenn er im Gipsverband liegt oder sonst eine Verletzung hat, bei der er dann viel Zeit hat, vielleicht sogar zum Nachdenken!? So fühlt sich der Mensch dann vom Schicksal geprellt und ungerecht behandelt. Er fühlt sich gestaucht und verdreht.

Starres, stures Verhalten führt unweigerlich irgendwann im Körper zur Verhärtung, zur Einschränkung. Der Körper

setzt durch die Mißachtung, durch das »Übersehen« und
»Überhören« der Alarmanlage eine Schranke.

Zur Gelenkigkeit gehört auch die Biegsamkeit, die Flexibilität, aber auch die Beugsamkeit. Damit meine ich nicht,
sich einem anderen Menschen zu unterwerfen und das Knie
vor ihm zu beugen, sondern die Achtung vor dem Leben,
vor der Lebenskraft, die sich durch jede sichtbare Form zum
Ausdruck bringt. Wenn die Persönlichkeit, das Ego, lernt,
mit der schöpferischen Qualität, die sie in sich trägt, in
Einklang zu gelangen, dann kann niemand sagen... mir
geht es schlecht, ich bin allein.

*Fühle Dich durch die Gegenwart Deines Lebens, Deines
Atems, Deiner Fähigkeit zu lieben mit dem Leben verbunden. Dann bist Du nicht allein, es erfüllt sich dann, daß Du
mit allen eins bist. Lerne zu leben, zu lieben, denn Leben
heißt Evolution, Weiterentwicklung dem Licht entgegen,
denn alles ist in ständiger Bewegung. Damit auch Du erkennen und bejahen kannst: Ich bin und fühle mich in der
Harmonie meines Körpers eins, so auch mit allem Leben.*

Betrachten wir einige Sprichwörter: *Steif wie ein Stock-
fisch. Sich auf etwas versteifen. Da bist Du zu weit gegan-
gen. Du hast den Bogen überspannt. Sie sind vollkommen
verdreht. Biegsam wie eine Schlange. Gelenkig wie ein kleiner Affe.*

Die Gelenke und ihre geistige Entsprechung

* Im blockierten Zustand:
  Verkapselung, Abkapseln, Versteifung, starres, stures
  Verhalten, Unbeweglichkeit, Einschränkung, mangelnde
  Flexibilität.
  Hüfte: Unausgeglichenheit, Einseitigkeit, Überforderung.

* Im positiven Sinn:
  Geistige Beweglichkeit, Anpassungsfähigkeit, Spontanei-

tät – aus dem Augenblick heraus handeln, Verbindlich-
keit, Flexibilität.
Hüfte: Gleichgewicht, Ordnung, Anerkennung.
Was kann ich ändern? Was hindert mich?

* Positive Affirmationen:
  Ich lebe und erlebe den Augenblick.
  Ich gebe mich vertrauensvoll der Führung des Lichts hin,
  denn ich weiß, meine Wege sind gelenkt.
  Ich erkenne mich im Spiel des Lebens und bin ganz aus-
  geglichen und ruhig. Gelassen nehme ich alles zur Kennt-
  nis, nichts bringt mich aus dem Gleichgewicht.

11
Die Geschlechtsorgane

Hätte der Mensch nicht die Fortpflanzungsorgane, dann wäre es ihm nicht möglich, seine Art zu erhalten.

Der Mensch besteht aus einer Zweiheit, einem Paar, einem Mann und einer Frau. Ebenso haben wir paarig angelegte Organe, zum Beispiel ein Paar Lungen, zwei Gehirnhälften, zwei Augen, und sie sollten genauso wie Mann und Frau miteinander und nicht gegeneinander wirken.

Wenn die Funktion im Organbereich, zum Beispiel der Lunge, einseitig wird, dann ergeben sich akute Störzonen, Krankheit entsteht. Dasselbe geschieht im Miteinander zwischen Mann und Frau. Keiner von beiden ist schlecht oder hat etwas an sich, was schlecht wäre. Dennoch ist es die Prägung der Ge-schlecht-er, die durch Jahrtausende das Zueinander erschwert hat.

Die Frau verkörpert das aufnahmefähige sowie das gebende Prinzip, ebenso wie der Mann das Gebende und Empfangende in sich trägt.

Viele junge Mädchen und Frauen klagen über Schmerzen im Unterleib, besonders beim Geschlechtsverkehr, ohne daß der Arzt eine physische Ursache feststellen kann. Es bleibt so lange ein schmerzvoller Akt, bis die Liebe zur Hingabe führt, denn die Forderung allein läßt diesen Akt zu einem schmerzvollen Ereignis werden. Dann ist kein Schmerz mehr zu verspüren, er wandelt sich in Freude, Hingabe, Lust und Liebe und hat dann mit dem, was man unter Sex versteht, nicht mehr allzuviel zu tun. Solange der Mann durch verdrehte Vorstellungen, wie »ich nehme mir, was mir gefällt«, geprägt ist, wird auch er Schwierigkeiten haben, denn die Erfüllung seiner Träume bleibt aus.

Noch heute gibt es Naturvölker, die einen aus Horn geformten Penisschaft tragen. Je größer und länger das Horn, um so stolzer der Krieger! Dieses Gedankengut haftet immer noch in manchen Männerhirnen unseres Kulturkreises!

Dieser Kult, der jahrtausendelang gepflegt wurde, trug zur Verherrlichung des Mannes, beziehungsweise seines Geschlechtsteiles, bei! Noch heute werden in verschiedenen Teilen Japans derartige Feste gefeiert, wie alljährlich der sogenannte Dankon-Kult, was so viel wie die Wurzel des Mannes bedeutet! Männer, die zu solchen Kultstätten pilgern, bitten um die besondere Manneskraft. Frauen bitten um die besondere Stärke ihrer Männer, um mehr Freude empfangen zu können. Die Erfüllung dieses einen Wunsches macht aber noch keinen Mann aus! Über diesen Ritus ist er in ein Machtverhalten hineingerutscht, und das bedeutet für viele sogar Abhängigkeit.

Wo Liebe als Begegnungsfeld vorhanden sein sollte, hat Macht aber nichts verloren!

Jedoch die Angst des Mannes, nicht den speziellen Ansprüchen der Frau gewachsen zu sein, läßt ihn in eine Art der Impotenz hineingleiten!

Ebenso wie Frauen aus Enttäuschung sich in einen Zustand des »Rühr-mich-nicht-an«, in die Frigidität, hineinflüchten können. Beide beginnen dann zu leiden. Es können bei beiden schmerzhafte Entzündungen, die aus einer Unterdrückung her nach außen aufbrechen, auftreten.

Scheide wie Penis sind die sichtbaren Unterscheidungsmerkmale zwischen den Geschlechtern. Was als Freude- oder Lustobjekt bezeichnet wird, bekommt, je tiefer es sich im Körper befindet, einen wahren Schöpfungsgehalt!

Wäre nicht der Hoden des Mannes, so könnten sich keine Samenzellen bilden und auch kein männliches Hormon, kein Testosteron, dessen Vorhandensein zur Entwicklung der männlichen Genitalien notwendig ist, genauso wie für Bartwuchs und Stimme, und es beeinflußt auch seine Potenz.

Ebenso wichtig sind für die Entwicklung des Weiblichen die Eierstöcke, die Eileiter und die Gebärmutter!

In diesen Organen liegt ihre ganze Aufnahmebereitschaft, um neues Leben wachsen zu lassen, was ein hohes Maß an Verantwortungsbewußtsein erfordert.

Gerade die Eierstöcke sind, wie beim Mann die Hoden, hormonbildend. Sie erzeugen Östrogen und Progesteron.

Dem natürlichen Plan entsprechend ist die Bereitschaft zu Geben der Part des Mannes, der der Frau das Empfangende, das Kind aufzunehmen.

Wenn die Lust zur Last wird oder gar zum Frust führt, sollte sich der Mann überlegen: »Bin ich bereit zu geben, oder will ich nur körperliche Befriedigung?«, und die Frau sollte sich die Frage stellen: »Bin ich bereit zu empfangen, oder möchte ich nur Lust?«

Wenn von beiden Seiten Liebe und Achtung und der Austausch von Zärtlichkeit und Zuwendung gepflegt wird, dann werden sich alle Schwierigkeiten, Spannungen und Entzündungen auflösen, denn: *Liebe heilt alle Wunden. Nur wer liebt und von Herzen bereit ist zu geben, kann auch vom Herzen des anderen empfangen.*

Hinter dieser geheimnisvollen Planung steht das Prinzip der Schöpfung. Nur in der liebevollen Hingabe findest Du die Erfüllung Deiner Sehnsucht!

Die Geschlechtsorgane und ihre geistigen Entsprechungen

* Im blockierten Zustand:
  Allgemein: Machtanspruch, Ego
  Eierstöcke: Abwehr, Entzündungen
  Hoden: Festhalten, Binden
  Penis: Machtansprüche, Besitzansprüche, Angst zu versagen
  Scheide: Besitzanspruch, unerfülltes Sexualleben, unterdrückte Gefühle und Wünsche, Schuldgefühle

* Im positiven Sinn:
Allgemein: Liebe geben und empfangen
Eierstöcke: Aufnahme, Annahme, schöpferische Lebens-
kraft.
Penis: Hingabe, Liebe, Stärke, Freude.
Scheide: Geben und Hingabe, Liebe, Neuoffenbarung,
Annahme.
Worin bestehen meine Schwierigkeiten?

* Positive Affirmationen:
Ich liebe und gebe.
*Hingabe und Freude am Geben erfüllen mich und meinen
Partner.*
*Ich liebe das Leben und danke dem urewigen Einen für
seine Liebe.*
*Ich bin ein kreativer Mensch, meine Schaffenskraft ist
erfüllt mit schöpferischen Ideen.*
Ich bin eine Zelle im Körper des Ewigen.
Alles an meinem Körper ist schön und liebenswert.
Ich liebe und werde geliebt.

12
Das Gesicht

Wer gelernt hat, sein Gesicht zu wahren, der wird für seine Umwelt schwer erfaßbar erscheinen. Wer noch nicht gelernt hat, mit seinen Emotionen umzugehen, dem stehen sie im Gesicht geschrieben, und er ist wie ein offenes Buch, in dem jeder lesen kann!

Das Gesicht besteht aus den sichtbaren Sinnesorganen Augen, Nase, Mund, Ohren, Stirn, Wangen und Kinn. Für Studien über das, was uns die äußeren Organe zu sagen haben, bieten sich Bücher über Physiognomie an. Denn die Form des Gesichtes, die der Stirn und des Kinns verraten sehr deutlich, ob ein Mensch zur Sanftheit oder zur Gewalttätigkeit neigt. Unsere Abneigung gegen eine Sache oder einen Menschen zeigt sich im Gesicht. Man bemüht sich, keine Miene zu verziehen, und dennoch verdüstert ein kleiner Schatten den sonst so schönen ausgeglichenen Ausdruck des Gesichtes.

Aber gerade dieser Schatten, der ja nicht durch die äußere Lichteinwirkung hervorgerufen wird, verfinstert uns – es ist das Wegnehmen des inneren Lichtes, wenn wir es so bezeichnen wollen.

In China wird Kindern heute noch beigebracht, wie man Gefühle unter Kontrolle hält! Denn jegliche Gefühlsregung spiegelt sich in der Gesichtsmuskulatur und in den Augen wider. Es ist eine harte Schulung des Körpers, der nur durch die Kraft des Geistes entgegengewirkt werden kann, denn nur allzu schnell entwickelt sich durch die Schulung – ich darf keine Gefühle zeigen – eine innere Verhärtung, die letztlich in Gefühlskälte übergeht. So sollte es aber auf keinen Fall sein, denn nur wer gelernt hat, mit seinen eigenen

Gefühlen umzugehen, kann sich anderen Menschen und sich selbst gegenüber einfühlend verhalten und seine Feinfühligkeit entwickeln, um auch jene feinsten Regungen wahrnehmen zu können, die sich weit über denen der Alltags-Gedanken befinden.

So ist das Gesicht ein Ausdrucksbarometer unserer Stimmungen, damit eine Gleichmäßigkeit entstehen kann heißt es: *Arbeite an Dir, lerne Gelassenheit zu entwickeln, nimm Anteil an Deiner Umwelt, aber laß Dich von ihr nicht beeindrucken, sondern laß Deinen Ausdruck so nach außen treten, daß jeder, der Dir begegnet, ohne dabei einen Druck zu verspüren, von Dir begeistert ist: Dann bist Du auf dem Weg, gelassen zu sein . . . aber nicht gleichgültig oder gefühlskalt!*

Ein liebender, verliebter Mensch trägt ganz offen seinen Zustand durch die Welt, er ist ihm von seinem Gesicht abzu-lesen.

Ein trauriger, von Kummer erfüllter Mensch kann seine Stimmung genausowenig verbergen – es steht ihm im Gesicht geschrieben. Aber nicht nur das Gesicht, der ganze Körper, seine Haltung, spiegeln seine innere Haltung wider.

Es liegt an uns, was der Spiegel letztlich zeigt, aber mit einer Tablette ist mit Sicherheit keine Änderung erreichbar, sondern nur mit dem Arbeitseinsatz an sich selber!

Betrachten wir einige Sprichwörter: *Das Gesicht wahren. Das Gesicht nicht verlieren. Wie ein Schlag ins Gesicht. Ein finsteres Gesicht. Ein ehrliches Gesicht. Es steht Dir im Gesicht geschrieben. Mach nicht so ein trauriges Gesicht. Gute Miene zu bösem Spiel machen.*

Das Gesicht und seine geistige Entsprechung

* Im blockierten Zustand:
  Emotionales und mentales Spannungsfeld mit der entsprechenden sichtbaren Einschränkung, Individualität kann sich nicht ausdrücken.

* Im positiven Sinn:
  Ausdrucksbarometer, Individualität, Ich bin.
  Was sagt mir mein Fehlverhalten? Was ist meine Schwie-
  rigkeit?

* Positive Affirmationen:
  Ich erkenne mich als eine schöpferische Individualität.
  Ich erkenne mich im anderen.

13
Die Haare

Wir tragen nicht nur eine wunderbare Haarpracht als Frisur zur Schau, sondern sind auch an allen empfindlichen Körperstellen behaart: Kopfhaare, Achselhaare, Schamhaare, Beinhaare, Brusthaare, Barthaare, Flaumhaare, Augenbrauen, Wimpern und Flimmerhärchen! Hat ein Mensch eine sehr starke auffällige Körperbehaarung, so sprechen wir von einem dichten Pelz. Ist er nicht so leicht aus der Fassung zu bringen, hängen wir ihm ein dickes Fell an.

Die gesamte Körperbehaarung hat sich im Laufe der Entwicklungsgeschichte der heutigen menschlichen Gestalt angepaßt und ist mit der Veränderung der Hormonlage zurückgetreten.

Es gab Zeiten, da galt das Kopfhaar als sichtbares Zeichen für Wohlstand, sowohl beim Mann als auch bei der Frau. Man war der Auffassung, je länger die Haare eines Mannes, um so stärker wäre er als Krieger und als Mann. Je lockiger und länger die Haare der Frau, um so weiblicher und anschmiegsamer wurde sie eingeschätzt und angesehen.

Das Haarkleid stellt einen Schutz für die Haut dar und seine Qualität und Quantität ist abhängig vom Hormonhaushalt. In erster Linie aber sind unsere Haare wie Antennen.

Wie beim Tier sträuben sich uns die Nackenhaare bei uns unangenehmen, unheimlichen Ereignissen. Die Haare stehen uns zu Berge, wenn uns der Schreck durchzuckt. Aber die Haare signalisieren auch den Aspekt der Liebe. Sie nehmen sogar geistige Berührungen war und leiten sie sofort weiter.

Genauso wie beim Tierpelz läßt sich beim Menschen am

Glanz der Haare eine Gesundheitsanalyse vollziehen. Heute ist es jedoch schwierig geworden, aufgrund der optischen Erscheinung zu urteilen: denn die Haarkosmetik (zum Beispiel Haarspray, Dauerwelle, Färbung) vertuschen die ursprünglichen Zustände.

Jedoch fühlt sich das Haar bei jeglicher Gesundheitsstörung schlaff an. Es läßt sich nicht gut in Form bringen oder stellt sich widerborstig und widerspenstig auf.

In so einem Fall sollten wir uns ernsthaft fragen: ... sind wir es nicht auch? ...

Aus einem äußerlichen Schönheitsbedürfnis heraus lassen wir Haare fallen, entfernen uns dabei unzählige kleine Außensensoren, die sich bemühen, ihrer Funktion nachzukommen und ständig nachwachsen. Bis sich ihr Potential erschöpft und der Haarwuchs spärlich wird.

Ebenso kann es passieren, daß ein Mensch bei Schockeinwirkung, bei Schreck oder Angst, innerhalb sehr kurzer Zeit ergraut, weißhaarig wird oder daß ihm die Haare ausfallen. Vor Schrecken ergraut heißt aber auch, es graut mir – Angst steht im Vordergrund. Angst engt ein!

Nicht nur die Fähigkeit zu denken, zu fühlen, zu handeln verzerrt sich, sie engt auch die Gefäße ein, so daß die Versorgung der Haarwurzelkanäle nicht mehr oder nur noch im geringen Maße stattfinden kann.

Bei einem Autounfall – Totalschaden ohne Verletzte – bekam zum Beispiel ein Vater, welcher das Auto lenkte, einen Schreck, der ihm durch Mark und Bein ging, denn er suchte sein Kind, das durch den Aufprall aus dem Auto geschleudert wurde, unter dem Wagen. Dieser Schock und die Angst, etwas verloren zu haben, ließen den Mann innerhalb weniger Stunden ergrauen, weiß werden, obwohl das Kind unverletzt geblieben war.

Die Haare fallen aus, wenn im wahrsten Sinne des Wortes in uns etwas ausfällt, ausfällig wird oder auffällt, die Verhaltensweise im mentalen Bereich in irgendeiner Situation ausfällig geworden ist.

Es kommt immer häufiger vor, daß schon junge Menschen über Haarausfall klagen. Nimmt man ihre Probleme dann unter die Lupe, so stellt sich heraus, daß sie Schwierigkeiten des Alltags, die Anforderungen nicht richtig einschätzen können. Einem Druck, der sich aus schulischer, beruflicher, familiärer oder körperlicher Situation ergibt, wird oftmals mit einem auffälligen Oppositionsverhalten begegnet. Man sträubt sich, will sich auch nicht anpassen oder einbeziehungsweise unterordnen. Aus diesen Verhaltenszügen ergeben sich auch die verschiedensten offensichtlich zur Schau getragenen Haarprachten! Wäre sie nicht mit dem »was tu ich dagegen«, sondern mit dem »was kann ich dafür tun und verbessern« beschäftigt, dann könnten die feinen Regionen der Antennen wieder ihre Funktion aufnehmen.

Auch das durch Krankheit bedingt ausfallende Haar zeugt von einem Fehlverhalten. Die Kettenreaktion erscheint fast endlos... ein destruktiver Gedankengang, ein Muster der Verzerrung, entsprechende Fehlinformationen, gestörter Mineralhaushalt, gestörte Hormonausschüttungen – und das Störfeld ist komplett!

Die Anhänger vieler religiöser Vereinigungen lassen sich die Kopfhaare entfernen, wie dies zum Beispiel auch die Buddhisten tun. Hinter dem kahlgeschorenen Schädel steht der religiöse Hintergrund, das Symbol: sich voll und ganz, mit Haut und Haaren dem Höheren anzuvertrauen und sich von der Materie loszulösen.

Werde gewahr, wer Du bist und was Du bist... und steh zu dem, wie Du bist.

Betrachten wir einige Sprichwörter: *Mir stehen die Haare Berge. Das ist eine haarige Angelegenheit. Man hat Haare gelassen. Sie hat Haare auf den Zähnen.*

Die Haare und die geistige Entsprechung

* Im negativen Zustand:
  Ausfall, ausfällig, auffällig, Haarausfall = innerer Vorfall
  im Mentalen, die Spannung blockiert, man kann sich
  nicht fallenlassen.

* Im positiven Sinn:
  Sensoren, Antennen, wie ein Frühwarnsystem.
  Meine Schwierigkeiten? Probleme können bewältigt wer-
  den.

* Positive Affirmationen:
  *Ich laß mich tragen vom Strom der göttlichen Gegenwart
  des Lebens.*
  *Voller Vertrauen stehe ich im Augenblick meines Da-
  seins.*

14
Der Hals

Der Hals stellt das Verbindungsstück, den Verbindungskanal zwischen Kopf und Körper dar. Auf diesem schmalen Zwischenstück balancieren wir ein enormes Gewicht, unser Haupt.

Was hat uns der Hals zu sagen? Bei unguten und unerwarteten Situationen schnürt es uns die Kehle zu, oder wir haben vor lauter Angst einen Kloß im Hals, und unser Herz spüren wir im Hals klopfen.

Das stützende Element des Halses ist die Wirbelsäule, sie erlaubt es uns, unseren Kopf zu halten. »Mußt Du immer Deinen Kopf für andere hinhalten«, macht uns deutlich, daß es uns oftmals leichter fällt, uns für die Belange anderer einzusetzen als den eigenen Unzulänglichkeiten zu begegnen.

Wenn wir eine starke Ablehnung gegen eine Speise oder ein Medikament haben, dann stellen sich Schluckprobleme ein, und es ist, als wäre die Speiseröhre verschlossen. Er sitzt im Hals – der bewußte Knödel –, und es liegt an uns, herauszufinden, wie dieser Knödel heißt. Hat er den Namen Angst, Abneigung oder Unsicherheit? Ein Mensch, der nicht abgeneigt ist, zu lernen, zu probieren, zu experimentieren, und einer Sache nicht gleich von vornherein mit dem Argument »ich kann nicht, ich will nicht ...« begegnet, der wird auch keine Verkrampfung im Halsbereich verspüren, er wird sich sicher in seinen Gedanken und Gefühlen und in seiner Lebenseinstellung und seinen Anschauungen fühlen. Denn Sicherheit und Erkenntnis geben dem Hals die nötige Kraft, den Kopf gerade zu tragen, die Balance stimmt. Halsstarrig wird nur der, der eine starre innere Haltung eingenommen hat und nicht bereit ist, von ihr abzurücken. Dieser Zustand kann sehr schmerzhaft werden und dazu führen, daß dem betreffenden Menschen eine Halskrause umgelegt werden muß. Zwangsweise wird der Kopf dann so gerade und der Hals gestreckt gehalten. Gezwungenermaßen ergeben sich dadurch neue An- und Aussichten, die dazu führen können, daß sich die innere Starre löst und die ursprüngliche Beweglichkeit wieder entsteht.

Wir sollten uns bewußt sein, daß nicht die zugige Luft bei geöffneten Fenstern der Auslöser der Schmerzen ist, sondern daß es die kleinen, aber zahlreichen Fehlhaltungen sind, die sich in dieser Form durch unseren Körper mitteilen.

Betrachten wir einige Sprichwörter: *Halsstarrig sein. Einen Kloß im Hals haben. Das Herz klopft mir bis zum Hals. Er kann den Hals nicht voll genug bekommen. Sie riskieren Kopf und Kragen.*

Der Hals und seine geistige Entsprechung

* Im blockierten Zustand:
  Unsicherheit, Überängstlichkeit, erhöhter Druck = Ausdrucksform fühlt sich durch Äußerlichkeiten bedrängt oder erdrückt.

* Im positiven Zustand:
  Sicherheit, Ausgewogenheit, bedächtig sein.
  Wo liegt mein Fehlverhalten?

* Positive Affirmationen:
  Meine Worte wähle ich sicher.
  Ich rede bewußt, denke bewußt, fühle und handle bewußt.
  Ich fühle mich sicher und geborgen im Schutze des Lichtes.

15
Die Haut

Die meisten von uns sind sich nicht bewußt, daß die Haut das größte Organ des Menschen ist.

Jenen Hautbereichen, die nicht mit Kleidung bedeckt sind, schenkte der Mensch schon immer mehr Aufmerksamkeit, als den Teilen, die wir normalerweise mit Stoff verhüllen, obwohl die Haut in ihrer Gesamtheit mehr Beachtung verdienen würde. Gott sei Dank ist die Pflege des gesamten Körpers seit einigen Jahren wieder mehr »in«.

Unsere Haut ist unser größtes Kontakt-, Sexual- und Ausscheidungsorgan, außerdem ist sie auch noch an der Atmung beteiligt. Die Hauptatmung erfolgt zwar über die Lunge, aber wir nehmen durch jede Pore der Haut zusätzlich Sauerstoff auf. Die Atmungsaktivität der Hautoberfläche ist dabei so gewaltig, daß, würden wir die gesamte Körperfläche mit Goldbronze bemalen und dabei nur einen Quadratzentimeter freilassen, sie immer noch ihre Aufgabe wahrnehmen könnte. Nur, bei vollständiger Bedeckung würde der Mensch ersticken. Hätten wir nicht die Haut, die unsere Organe umhüllt, wären wir gänzlich ungeschützt, denn sie ist auch das zusammenhaltende und das abgrenzende Organ.

Wir nehmen über die Haut auf und geben Stoffe, die ein »Zuviel« für den Körper bedeuten, über den Schweiß wieder ab. Dabei läßt sich jeder Gesundheitszustand über die jeweilige »Duftnote« wahrnehmen, die durch die Hautausscheidung nach außen tritt – wir versuchen unangenehme Ausdünstungen mit kosmetischen Wässerchen zu überdekken. Von Natur aus hat aber jeder Mensch seinen ureigenen Geruch, wir brauchen dabei nur an Babys zu denken, die einen so zarten lieblichen Duft über ihre Haut ausströmen, obwohl sie nicht parfümiert werden.

Erst durch die Nahrung, die wir zu uns nehmen, verändert sich der normale Duftzustand, denn die Gase der Gärungsprozesse, die in unserem Körperinneren stattfinden, entweichen über die feinen Hautkanäle, die Poren.

Die Haut stellt auch einen Schutz dar – durch den Feuchtigkeitsgehalt der Haut, gespeichert in ihren Schweißdrüsen, wirkt sie als Wärmeregulierer. Und zugleich ist sie auch unser größtes Sexualorgan: Ihre erogenen Zonen, die sich über den gesamten Körper verteilen, demonstrieren die fantastische Zusammenarbeit des Gehirns mit der Haut. Durch diesen Funktionskreis wird sie zum Sinnes-, zum Wahrnehmungsorgan, und die feinen Hauthärchen signalisieren alles, was durch die Berührung des Partners mitströmt – Liebe oder Forderung –, leiten die so empfangene Botschaft weiter zur Gehirnzentrale und melden dort, ob die Berührung unangenehm empfunden und somit abgelehnt wird. Die Reaktion zeigt sich dann entsprechend.

Alle Ableitungen über die Haut stellen eine ganz normale Befreiung innerer Zustände dar. Der Hautausschlag, der Schlag nach außen spiegelt ein Zuviel im Inneren des Menschen und beginnt sich als Allergie, als ein Juckreiz oder eine Hautflechte kundzutun.

Bei der Deutung der jeweiligen Symptome sollten wir stets darauf achten, in welcher Körperregion sie sich manifestiert hat, um zusätzliche Hinweise zu erhalten.

Die sogenannten Kinderkrankheiten wie Masern, Röteln, Windpocken und Scharlach sind im Grunde genommen lediglich Übersäuerungszustände, die durch die Haut nach außen treten. Wäre die Ansteckungsgefahr hundertprozentig, dann müßten sich ja alle Kinder, die mit Kranken in Berührung kommen, infizieren. Aber nur jene nehmen die Erreger auf, die in sich den Nährboden des »ich bin sauer, ich will nicht, ich lehne mich auf« gelegt haben. Ich bin mir darüber im klaren, daß dies der schulmedizinischen Auffassung widerspricht, aber die praktische Erfahrung hat eindeutig gezeigt, daß die Ansteckungsbereitschaft der Kinder mit dieser inneren Einstellung wesentlich höher ist.

Genauso erstaunlich ist es, daß Frauen und Männer, die sich im »Wechsel« befinden, eine größere Bereitschaft für Flechten und Hautausschläge zeigen. Die weit verbreitete Schuppenflechte, die wegen des mit ihr einhergehenden Juckreiz so unangenehm ist, stellt eine Abgrenzung zur Umwelt dar. Die Haut schuppt sich. Unbewußt wehrt man sich gegen eine Beeinflussung von außen. Es bedeutet Angst und Unsicherheit, und zwar vor einem neuen Lebensabschnitt.

Oft genug betonen wir, es sei »Zum-aus-der-Haut-Fahren«. Ein Zustand mit dem man nicht so leicht fertig wird, und der die momentane Einengung und Machtlosigkeit bewußt macht. In der Siegfried-Sage wird von der verwundbaren Stelle auf der Haut gesprochen. Nachdem Siegfried mit dem Drachen gekämpft und ihn getötet hatte, stieg er in das Blut des Drachens und badete in ihm, um unverwundbar zu werden. Ein Eichenblatt fiel ihm dabei auf den Rücken, genau zwischen die Schulterblätter, und das war die Stelle, an der er verwundbar blieb.

Wenn wir das Sagenhafte umsetzen, dann haben wir die Geschichte eines Eingeweihten vor uns, der Sieg und Frieden errungen hat, indem er mit den Kräften der Natur umzugehen gelernt hat. Die Kraft des Drachen als Ursymbol gab ihm die Stärke und die Unverwundbarkeit; solange er sich seiner Würde, seiner Lebensqualität bewußt war, war er unbesiegbar. Die Herausforderung zu jagen, ließ ihn seine Verwundbarkeit erkennen – das Blatt der Eiche stellt zugleich die stärkere beschützende Kraft des Geistes dar. Diese Hautstelle war somit ein »lockerer« Angriffspunkt, weil er in der Tiefe seines Herzens in die Materie, die Jagd, hineingerutscht war. Im übertragenen Sinne wirkt die Panzerung des Drachens wie ein schützendes Schild auf den Menschen.

An der Haut läßt sich auch erkennen, wie sich jemand emotional ansprechen läßt. Vor Schreck werden wir weiß wie eine Wand, vor Scham werden wir rot wie eine Tomate. Haben wir zuviel Säure, so juckt einem das Fell. Juckt es einmal, so sind bestimmt Reizfelder vorhanden, und jeder Reiz hat uns etwas zu sagen. Sollten wir vielleicht etwas übersehen haben?

Solange etwas nicht richtiggestellt ist, fühlt man sich kribbelig oder aufgekratzt. Sind Allergien gegen bestimmte Nahrungsmittel vorhanden, können diese ebenfalls zu einem Hautausschlag führen. Es gibt Leute, die überzeugt davon sind, daß sie die Berührung mit der Haut eines Pfirsichs nicht vertragen, auch wenn es sich um ein naturbelassenes, ungespritztes Stück Obst handelt. Und prompt folgen auch rote Flecken und dergleichen. Schuld ist aber nicht der Pfirsich, sondern es zeigen sich nur Reaktionen der eigenen, abgelehnten Haut – darüber sollte man nachdenken.

Allergien können sogar zu Erstickungsanfällen führen. Dazu kann es kommen, wenn sehr viel unterschwellige Ablehnung gegen die eigene Haut mitschwingt. Hier steht auch etwas dahinter, was seinen Ursprung bereits in den sehr frühen Entwicklungswochen des Embryos hat.

Eines ist sicher: Jeder aggressive oder unterdrückte Zustand, jede gedankliche, gefühlsmäßige Belastung, beginnt, wenn das Maß voll ist, nach außen zu schießen: Allergien, Eiterpusteln, Akne, Juckreiz, Flechten, Verhornungen und Dermatosen entstehen. Bei den verschiedenen Allergieformen, die eine Hautreizung deutlich zeigen, kann es die unterschiedlichsten Ursachen geben. Es können bei Jugendlichen, die als Kleinkind keinerlei allergische Anzeichen zeigten, Rötungen der Haut sowie der Augen auftreten, wenn sie mit Hasen oder Meerschweinchen umgehen.

Genausogut können einige Jahre später wieder keine Reaktionen mehr auf diese Tiere erfolgen. Es ist nicht die Abwehr gegen ein Tier, es ist eine Mangelerscheinung im

Bereich der Liebe, der Erfüllung, des Geliebtwerdens. Kinder bekommen oft Tiere geschenkt, leider zu oft als Ersatz für Liebe, die man meint, aus Zeitmangel nicht geben zu können. Weder dem Kind noch den Eltern sind diese Reaktionen bewußt. Erst viel später, wenn diese Beziehungen sich verändern, kommen die Dinge dann zur Sprache.

Haut und Nerven kommen sich in ihrer Aussage sehr nahe. Hat ein Mensch die Ruhe, ist er gelassen, dann sagt man: »Deine Nerven möchte ich haben«, oder: »Du hast eine Haut wie ein Elefant«. Ist er leicht aus der Fassung zu bringen und sehr kribbelig, sagt man: »Du mußt mal was für deine Nerven tun«, oder: »Du hast eine Haut wie ein Fisch!«

Die Veränderungen der Hautfarbe lassen eindeutig auf den Gesundheitszustand schließen; weiß vor Schreck, rot vor Scham, gelb vor Ärger (Gelbsucht), grün vor (zuviel?) Galle! Vor Angst schwitzen wir, und die Haut läßt tief blikken. So hinterlassen die inneren Zustände ihre Furchen genau dort, wo man sie nicht haben will, weil es alle sehen können – im Gesicht. So möchte der Mensch schön sein, schöner aussehen, als er ist. Eine Schönheitsoperation beseitigt so manches Fältchen und steigert sogar das Selbstbewußtsein, oberflächlich, aber dahinter steht eine gähnende Leere!

Es gibt keinen Menschen, der als häßlich bezeichnet werden könnte, es gibt nur Gesellschaftsspiele, die es gestatten, der Mode entsprechend dünn oder dick, groß oder klein zu sein.

Die Erkenntnis sollte in die Richtung gehen, daß Individualität wieder angenommen wird. Jeder einzelne ist eine Schönheit, ohne Wertung, ohne Maßstab. Die Haut ist ein Wunder für sich, wie auch der ganze Mensch: Eine kleine Wunde, ein Schnitt, und die Haut wächst ohne fremde Hilfe wieder zusammen. Nach kurzer Zeit ist keine Narbe mehr zu sehen. Damit dieser gewaltige Selbstheilungsprozeß einsetzen kann, muß sich der Mensch mit dem Leben verbinden. Nicht mehr dagegen, sondern im Einklang mit dem

Leben, mit dem Partner, mit der Liebe sein. Ein Mensch, der liebt, bekommt eine glatte samtweiche Haut. Er strahlt durch jede Faser seines Körpers diesen Zustand nach außen aus.

Nimm Dich an, so wie Du bist. Liebenswert und schön.
Dein Körper wird durch Deine Haut zusammengehalten.
Dein Ausdrucksmittel Körper wird durch Deine Haut geschützt und abgegrenzt. Lerne zu lieben das, was Du bist, das, was Du hast. Denk, fühl und stell Dir vor: Ich bin ein schöner, liebenswerter Mensch.
Ich liebe meinen Körper, und ich danke dafür. Denn nur durch ihn ist es mir möglich, mich in dieser Welt zum Ausdruck zu bringen!

Betrachten wir einige Sprichwörter: *Es ist Zum-aus-der-Haut-Fahren. Mir juckt das Fell. Du bist noch mal mit heiler Haut davongekommen. Ein dickes Fell. Du hast eine Haut wie ein Elefant. Dickhäutig, dickfellig sein.*

Die Haut und ihre geistige Entsprechung

* Im blockierten Zustand:
  Abgrenzung, Isolierung, Kontaktschwierigkeiten, Aggressionen, innere Zündstoffe, die sich einen Weg nach außen suchen.

* Im positiven Sinn:
  Sicherheit, Liebe, Zärtlichkeit, Bewußtsein.
  Wo liegen meine Schwierigkeiten? Mein Fehlverhalten?

* Positive Affirmationen:
  Ich erlebe mich mit Freude.
  Ich nehme mich so an, wie ich bin.

16
Das Herz

Seit Menschengedenken wurde das Herz als der Sitz der Götter bezeichnet. Es wurde auch als Zentrum der Lebenskraft, der Weisheit und des ewigen Lebens angesehen.

Leider ergaben sich zu späteren Zeiten aus diesen Überlieferungen Opferungsrituale, die uns heute unverständlich geworden sind. Man glaubte, daß sich durch das Herz das Göttliche, die Kraft, die Macht, zum Ausdruck brachte, und entsprechend den unterschiedlichsten Kultformen begannen sich daraus Menschenopferungen zu entwickeln. Aber jegliche Art einer physischen Opferung stellt einen Mißbrauch der Lebensenergie dar.

Das größte Opfer, das ein Mensch erbringen kann, ist aber, wenn die Persönlichkeit, das Ego, lernt, sich dem Höchsten, seinem Schöpfer, unterzuordnen.

Das heißt: sich nach den Lebensgesetzen zu verhalten und Körper, Seele und Geist in Einklang zu bringen.

Hierzu benötigt man nur den richtigen Schlüssel, dann öffnen sich alle Pforten. Dieser Schlüssel heißt Liebe. Liebe ist ein Wort, ein Gefühl, ein chemischer Vorgang, ein Zustand und ein Zauber, der verwandeln kann, wenn die Liebe von Herzen kommt.

Ohne das Herz, können wir nicht leben – denn ohne Liebe zu leben bedeutet, ohne Licht oder Energie zu sein. Das Herz und die Liebe waren auch stets Mittelpunkt vieler Märchen, Sagen, Legenden, Mythen und Mysterien, und so wird es selbst eines der größten Mysterien bleiben. Solange es eine Menschheit gibt, bleiben das Leben, die Liebe und das Licht das größte Mysterium – bis sich der letzte Schleier lüftet und die Erkenntnis sich in jedem einzelnen offenbart. Die

Stimme des Herzens erklingt ganz leise. Ist aber das Herz voll, so läuft der Mund über.

Wenn die Liebe einen Menschen erfüllt, beginnt er zu strahlen. Und wenn der Mensch gefühlskalt wird, sprechen wir gern von einem herzlosen Menschen. Sein Herz ist aber weder gebrochen, noch ist er ohne Herz. Es stimmt nur etwas nicht in seiner Gefühlsebene.

Das Herz befindet sich fast in der Mittellinie des Körpers, im oberen Körperraum, ein wenig links, auch wenn wir davon reden, daß wir das Herz auf dem rechten Fleck hätten.

Wir können unser Herz mit einer dynamischen Pumpstation vergleichen, mit einem nach Plan arbeitenden Trieb- oder Energiewerk. Es pumpt im Schnitt, bei normaler Körperbelastung, fünf Liter Blut pro Minute in den Kreislauf. Umgelegt auf 24 Stunden zirkulieren so etwa 7200 Liter. Unsere Herzmaschine, die »Pumpe«, wird von einem Nervenzentrum aus mit kleinen elektrischen Impulsen versorgt und gesteuert, von dem sogenannten Sinusknoten.

Da der Mensch auf alle Umweltreize sofort reagiert, ist es sehr schnell und leicht möglich, daß sich ein ansonsten normaler Herzschlag verlangsamt oder rasend wird.

Streßsituationen rufen immer Überreaktionen hervor. Genußmittel im Übermaß reizen das Herz durch das: »Zuviel«. Dazu zählt auch das Übergewicht, und Kummer verengt das Herz, und Geiz stellt einen Mangel am Geben-Können, also einen Mangel an Liebe dar.

Wenn die normale Versorgung durch das Herz nicht mehr gewährleistet ist, egal aus welchen Gründen, entstehen Mangelerscheinungen: Mangeldurchblutung im Gehirn, der Niere und vieles mehr – ein kleiner Hexenkessel braut sich zusammen, denn der gesamte Körperhaushalt wird durcheinandergebracht, wenn auch nur ein Organ einmal nicht so arbeitet, wie es sein Grundplan vorsieht.

Menschen, die mit ihrem Gefühl der Liebe, auch im körperlichen Bereich, nicht klarkommen, beginnen jene Energie zu stauen, die eigentlich dafür da ist, weitergegeben zu werden.

Das Gesetz des geistigen Wachstums heißt: Wachsen durch Geben, Geben ist seliger denn Nehmen. Wer wirklich Liebe schenkt, aus tiefstem Herzen, zu dem wird sie tausendfach zurückströmen. Wer aber aus Berechnung gibt und sagt, »ich liebe«, der wird diesen Mangel am eigenen Leibe erspüren, weil das Herz dann nicht seinem Ruf folgen kann. Der Mensch muß langsam lernen, was das Wort Liebe heißt, denn dieses Wort läßt sich wie ein Gummiband einige Male um unseren Globus ziehen. Jeder Mensch hat seinem Bewußtsein entsprechend eine andere Vorstellung und Wertung von dem Begriff Liebe. Aber an der Liebe vorbeigehen, ohne dabei berührt zu werden, ist nicht möglich. Auch wenn es einige Mitmenschen und Zeitgenossen gibt, die meinen, sie bräuchten den anderen nicht – auch in ihnen ist Sehnsucht – auch wenn diese oft sehr versteckt wird, sie rührt sich doch. Und so rührt sich auch das Herz.

Wenn es der Gefühlssphäre zu eng wird und es einem schon fast das Herz abschnürt, dann ist die sogenannte Herzkranzgefäßverengung sehr nahe. Die Herzkranzgefäße verengen sich, sie krampfen sich zusammen, und das Herz wird schlechter mit Blut beziehungsweise mit Sauerstoff versorgt. Dies kann ein Gefühl der Atemnot hervorrufen.

Wer ein enges Herz hat, sollte sich ernsthaft fragen: »Warum stelle ich Machtansprüche? Warum arbeitet mein Ego so viel mit Druck, mit Macht?«

Ist der Druck, der erzeugt wird, zu stark, beginnt sich der Blutdruck zu steigern, bis sogar ein Herzinfarkt entstehen kann. Die Angina pectoris verdeutlicht die Engherzigkeit.

Liebe und lebe, dann wird sich das Herz melden, mit ausgewogenen Herzschlägen, nicht zu viel und nicht zu wenig!

Bewahre Dir Dein Herz auf dem rechten Fleck, liebe und lebe, diene und vergebe. Geben und Nehmen sind große

Tugenden, wenn sie im Gleichgewicht gehalten werden. Geh und fühle, erfühle und erfülle Dein Leben mit der Fülle Deines Lichtes, Deines Lebens, Deiner Liebe. Schau auf das Licht, das in Dir brennt, es ist so hell und klar, es ist die Kraft, die jeder kennt, werde Dir der Liebe gewahr! Denn Liebe und Licht sind jene elementaren Kräfte, die als Lebensgrundlage vorhanden und gegeben sind.

Wenn wir unseren Kopf, den Verstand, mit dem Herzen verbinden, dann können wir von einem Herzdenken sprechen.

Beides tragen wir in uns, und so sollten wir auch beides nutzen. Der Verstand alleine genügt nicht, um ein Leben meistern zu können, wir werden sonst zu gefühlslosen Intelligenzbestien. Nur aus dem Gefühl heraus zu leben, würde ein Dahinvegetieren bedeuten. Beides zusammen gestattet es uns, zu erkennen und zu entscheiden. Denn ohne Unterscheidungsfähigkeit wäre es um das Menschengeschlecht schlecht bestellt.

Der Kopf ist das Mentale, der Gedanke, der Verstand, die Logik. Das Herz ist das Gefühlvolle, die Intuition.

Ist der Lebensrhythmus in Ordnung, so stimmt auch der Herzrhythmus! Rhythmus ist Leben und Bewegung, ist Musik – eine Schöpfungsmelodie: Das Lied der Liebe, das nie vergeht, sich aber dennoch vollendet.

Wird der selbständige Herzrhythmus durch Fehlinformation unterbrochen und in der Folge ein sogenannter Herzschrittmacher eingesetzt, so sollte man sich darüber im klaren sein, daß eine Lebensverlängerung eine Chance bedeutet, um das Leben der Liebe zu nutzen, sonst bringt die künstliche Verlängerung nur Schmerz und Leid. Nur die Erkenntnis: Ich lebe, ich liebe, kann verändern.

Betrachten wir einige Sprichwörter: *Das Herz hüpft mir vor Freude. Es schnürt mir das Herz vor Schmerz zu. Mir rast das Herz bis zum Hals. Es liegt mir sehr am Herzen. Man nimmt sich etwas zu Herzen. Du hast das Herz am rechten*

Fleck. Mir rutscht das Herz vor Angst in die Hose. Ihre Herzen finden zusammen. Sie hat ein gebrochenes Herz. Hör auf die Stimme deines Herzens. Er hat ein Herz aus Stein. Sie hat ihr Herz verloren. Weitherzig. Engherzig. Hartherzig. Halbherzig. Herzlos oder herzlich sein. Nimm dir ein Herz. Mein Herz blutet.

Das Herz und seine geistige Entsprechung

* Im blockiertem Zustand:
  Engherzigkeit, Lieblosigkeit, Verhärtung.

* Im positiven Sinn:
  Mitgefühl, Liebe, Einfühlungsvermögen, Vergeben, Trost, unpersönliche Liebe.

  Wo liegt mein Schmerz? Ich finde meine Schwierigkeiten und bin bereit zur Veränderung!

* Positive Affirmationen:
  Mein Herz ist erfüllt vom unendlichen Kraftstrom der Liebe.
  Diese Liebe ist so stark, daß sie allem Leben vergibt und es segnet.

17
Der Kopf

Aus der Fußreflexzonentherapie ist uns bekannt, daß die große Zehe dem Kopfbereich entspricht. Umgesetzt heißt dies: »Wie oben so unten.«

Das oberste sichtbare Organ korrespondiert mit dem untersten. Ist ein Mensch kopf-los, so rennt er wie von Sinnen ziellos umher. Es heißt nicht umsonst: Bewahre Dir einen klaren kühlen Kopf. Also achte auf Deine Gedanken, sei wachsam, achte auf Deine Sinne.

Man muß nicht mit dem Kopf durch die Wand gehen, um zu beweisen, daß man im Recht ist, denn stures und unnachgiebiges Verhalten läßt auf Kopflastigkeit schließen. Sei kein Dickkopf. Damit Du nicht zu sagen brauchst: Mir brummt der Schädel. Versuche es lieber einmal mit Balance!

Denn nur wer Ausgeglichenheit entwickelt hat, kann gleichermaßen nach oben wie nach unten wirken.

Ist ein ausgeglichenes, ausgewogenes Verhalten zwischen dem Geistigen und dem Physischen vorhanden, ist auch das Verhältnis zum und im Körper harmonisch!

Denn nicht nur das, was uns aus dem Spiegel entgegenschaut, möchte gepflegt werden, sondern der gesamte Körper.

Alles, was im gedanklichen und gefühlsmäßigen Bereich Unstimmigkeiten erzeugt, läßt den Menschen im wahrsten Sinne des Wortes als verklemmt erscheinen. Das wiederum hat zur Folge, das sich im physischen Bereich Widerspiegelungen dieser unausgeglichenen Zustände ergeben.

Verschiebungen und Ver-Klemmungen werden hervorgerufen und zeigen sich in den verschiedenen Körperregionen als Spannungszonen.

Aber egal, aus welchem Körperteil das Signal kommt, wir selbst sind diejenigen, die es verursacht haben, und nicht das Wetter ist schuld an Kopfschmerz oder Migräne, denn hätten wir nicht in unserem Körper die Voraussetzungen für Stoffwechselstörungen oder vieles mehr geschaffen, dann würden wir auf das Wetter nicht »fühlig« werden!

Alles, was sich als Kopfschmerz mitteilt, vom leichtesten Druck über das Benebelt-Sein bis hin zur Migräne und zur Trigeminusentzündung stellt ein verlagertes eingefahrenes Gedankenmuster dar.

Es mag sein, daß jetzt das erste große »Ja, aber« kommt. Betrachte Dich einmal sehr genau, beobachte Dich besonders, wenn Du den sogenannten Frust in Dir aufsteigen fühlst.

Alle blockierten Energiestrukturen, die ja zum Fließen bereit sind, gehen in einen kurz- oder langfristigen Krampfzustand über. Lockert sich der Block, die Blockade, löst sich auch der schmerzhafte Zustand.

Der Kopf stellt das polare Gegenstück zur Basis dar, so befindet sich auch das Scheitelchakra am Kopf und das Wurzelchakra am Ende der Wirbelsäule. Wird die Lebenskraft nur aus sexueller Begierde ohne Liebe benutzt, können sich Spannungszonen bilden, die sich im Kopfbereich widerspiegeln und als Schmerz zeigen können. Wird die Lebenskraft nicht richtig potenziert, so ergeben sich Spannungen, die sich sehr schnell lösen, wenn diese Kraft beginnt wieder im Gleichklang der Gefühle, Gedanken und Handlungen zu fließen. Damit meine ich: jede partnerschaftliche Begegnung, egal ob intimer Art oder nicht, sollte eine liebevolle, erfüllende und erhebende Begegnung sein. Dann ist der richtige Transformierungsprozeß vorhanden, der die Lebenskraft allmählich zur Kundalinikraft werden läßt.

Es liegt an uns, den Vorgang der Metamorphose zu vollziehen, damit sich das Märchen vom Froschkönig verwirklichen kann. Denn in jeder noch so unscheinbaren Körperform ist etwas Wunderbares, Kostbares zu finden.

Es sollte uns klarwerden, daß sich durch das Wunder der Liebe in uns ein Wandel vollziehen kann. Dazu benötigen wir wiederum einen klaren Kopf, der gelernt hat, zu unterscheiden und zu entscheiden!

Deshalb sagen wir oft genug: »Bleib mit dem Kopf bei der Sache.«

Lerne, Dich anzunehmen wie Du bist. Zerbrich Dir nicht den Kopf darüber, wie Du den Erwartungshaltungen der Umwelt entsprechen kannst. Lerne Dich selbst kennen, erforschen. Lerne, verbindlich zu sein, die Balance, das Gleichgewicht zu finden. Denn dann bist Du der Halt in Deiner Welt.

Im Kopf befinden sich jene wichtigen Elemente, die den Menschen befähigen, zu denken, zu fühlen, zu handeln, zu sehen, zu hören, zu riechen und zu sprechen, kurz, jene wichtige Schaltzentrale, die wir als das Gehirn bezeichnen. Ich möchte es sogar Universal-Computer nennen. Bereits die Kopfform gibt Aufschluß über den inneren Zustand eines Menschen. Denn das Gesicht, in welchem sich die Wahrnehmungsorgane befinden, kann für ein geschultes Auge wie ein offenes Buch sein.

Betrachten wir einige Sprichwörter: *Sei kein Dickkopf. Mußt Du immer mit dem Kopf durch die Wand gehen. Zerbrich Dir nicht den Kopf darüber. Einen kühlen Kopf behalten. Sie hat ihm den Kopf verdreht. Mir raucht der Kopf. Mein Schädel brummt wie ein Bienenschwarm. Ich laß mir von euch nicht auf dem Kopf herumtanzen. Er ist kopflastig. Ich fühle mich vor den Kopf gestoßen. Trag den Kopf nicht zu weit oben. Diese Situation wächst mir über den Kopf. Laß den Kopf nicht hängen. Sie riskieren Kopf und Kragen. Was man nicht im Kopf hat, hat man in den Beinen. Kopflos. Wie von Sinnen. Kopfscheu.*

Der Kopf und seine geistige Entsprechung

* Im blockierten Zustand:
  Erstarrung, Verhärtung, Unnachgiebigkeit, Kopflastigkeit, Einseitigkeit.

* Im positiven Sinn:
  Gleichgewicht, Balance.
  Wo liegen meine Schwierigkeiten? Ich finde sie heraus und ändere sie!

* Positive Affirmationen:
  Sicherheit erfüllt mein Bewußtsein.
  Freude erfüllt mein Herz.
  Zuversicht erfüllt mein ganzes Wesen.
  Ich fühle mich sicher.

18
Die Knochen

Das Skelett stellt den Halt dar, welcher dafür sorgt, daß der Mensch aufrecht gehen kann und nicht wie ein Kartenhaus in sich zusammenfällt. Das Knochengerüst des menschlichen Körpers beginnt sich bereits in der vierten Woche des embryonalen Zustandes, in Form von Wirbeln, Knorpeln und Knorpelgeweben, die sich allmählich zu Skelett und Knochengerüst mit den notwendigen Muskeln, Nerven, und Sehnen ausbilden, zu entwickeln!

Der menschliche Körper besteht aus ca. 245 Einzelknochen, die über Gelenke beweglich verbunden sind. Der stärkste davon ist der Oberschenkelknochen. Er ist ein Röhrenknochen, in welchem das Knochenmark, wie das Rückenmark in der Wirbelsäule, eine große Rolle spielt. Es ist Träger der Lebenskraft.

Wie stark ein Körper trainiert werden kann, wissen wir vom Hochleistungssport. Durch gezieltes Training beginnen sich Muskeln, Sehnen und Knochen zu verändern. Auch die Beanspruchbarkeit der Wirbelsäule wird gesteigert, denn ein Speerwerfer benötigt zum Beispiel eine besonders bewegliche Lendenwirbelsäule, ohne die er nicht die Bogenspannung seines Körpers herbeiführen könnte.

Sportler, die immer wieder hohen Sprungbelastungen ausgesetzt sind, stärken ihre Hüft- und Sprunggelenke so, daß sie höhere Belastungen besser aushalten können.

Turner am Reck benötigen eine besondere Elastizität und Mobilität des Schultergelenkes. Der gesamte Bewegungsapparat bestehen aus Knochen, Gelenken, Muskeln, Sehnen, Bändern und Nerven, und der Mensch muß lernen, wie sie am besten zusammenarbeiten, auch unter höchstem Einsatz, aber unter Beachtung der Grenzen der physischen Belastbarkeit.

Herrscht eine Unstimmigkeit zwischen Geist und Körper, ist es nicht möglich, Erfolge zu erlangen. Aber das Ziel, gewinnen zu wollen, zu siegen, motiviert. Dieselben Bemühungen sollten in uns allen stattfinden. Nicht nur der Sieg im Weitsprung, sondern der Sieg über uns selbst sollte das Ziel sein.

Auch die Knochen sind Teile des Ganzen. Jede Verhärtung, Verklemmung oder Druckbelastung, jede Erstarrung läßt auch unsere Knochen reagieren.

Verkalkung oder Erweichung, beides sind Symptome, die nicht der Mitte entsprechen. Ist die Erstarrung, das einseitige Ich-bezogene Verhalten überwiegend, wird es sich sehr oft als Ablagerung, als Verkalkung kundtun.

Eine Knochenerweichung dagegen zeigt, daß ein Mensch weit ab von dem steht, was er als sich selbst bezeichnet. Er verliert immer mehr seinen inneren Halt, wird durch die Zersetzung vollkommen haltlos. Die Stärkung könnte hervorgerufen werden, wenn er sich wieder mit einer positiven lebenserfüllenden Sache beschäftigen würde! Alles, was erstarrt, wird auch irgendwann brüchig. Ein Bruch bedeutet getrennt zu sein vom eigenen Lebenspotential. So symbolisieren unsere Knochen auch unsere seelische Stabilität.

Deine Seele möchte dem inneren Klang der Vollkommenheit folgen. Dein Körper muß lernen zu lauschen, damit sich die Melodie in Deinem Körper offenbaren kann.

Die Knochen und ihre geistige Entsprechung

* Im blockierten Zustand:
  Verhärtung, starres, stures Verhalten, Steifheit in den Gedanken, Isolation.

* Im positiven Sinn:
  Innerer Halt und Festigkeit.

Wo liegen meine Schwachpunkte? Meine Schwierigkeiten? Ich finde sie und ändere meine Einstellung!

* Positive Affirmationen:
Mein Vertrauen auf meine göttliche Führung wächst!
Sie gibt mir den Halt, um sicher durch mein Leben zu gehen!
Ich fühle mich verbunden mit dem Leben und erkenne das Licht in allem!

19
Der Kreislauf

Blut, Kreislauf, Herz und Lunge gehören eng zusammen. Der Kreislauf des Lebens stellt das Kommen und Gehen dar. Nicht zu verwechseln mit dem Vergehen.

Der ewige Kreislauf im Geistigen heißt Evolution. Er stellt die Entwicklung dar – der Kreislauf im Körper stellt Bewegung dar, Lebensaktivität und Schwung. Unser Kreislaufsystem wird eingeteilt in den kleinen und in den großen Kreislauf. Der große, Herz- oder Körperkreislauf, versorgt die Organe mit Sauerstoff und Nährsubstanzen und befördert Kohlendioxid wieder zurück. Der kleine, untere oder Lungenkreislauf dient zur Sauerstoffaufnahme für das Blut.

Das Verbindende zwischen Herz und Lunge ist also der Kreislauf.

Die Bewegung, die den Kreislauf aufrechterhält, kann durch jede Art geistiger Erstarrung blockiert werden. Dann ergibt sich eine Kreislaufschwäche, und man sucht nach dem Warum und Woher.

Geistige Trägheit ist gleichzusetzen mit einem trägen Fluß. Aktivität und geistige Regsamkeit im Sinne geistiger Entfaltung bringen den Menschen wieder in Schwung. Deshalb ist das weise Lebensgesetz: Liebe erhält jung, etwas ewig Gültiges. Nur muß man lernen auch die Liebe richtig zu verstehen, um sie leben und erleben zu können.

Energie im Fluß heißt: nicht zuviel und nicht zu wenig – also Gleichmaß in allen Dingen üben.

Der Kreislauf und seine geistige Entsprechung

* Im blockiertem Zustand:
  Gestörte Verhaltensformen, verzerrtes Wahrnehmungsvermögen, Spannungen im Sexualleben.

* Im positiven Sinn:
  Energie im Fluß, Gleichmaß in allen Dingen.
  Wo liegen meine Schwierigkeiten? Ich bin ehrlich zu mir
  und finde es heraus!

* Positive Affirmationen:
  *Meine Lebensenergie fließt stärkend und heilend durch
  meinen Körper.*

20
Die Leber

Die Leber ist eines der größten Organe im menschlichen Körper, und sie hat auch ein riesiges Aufgabengebiet für den gesamten Organismus. Den wenigsten Menschen ist ihre volle Funktion überhaupt bekannt. Erst wenn die Leber nicht mehr richtig arbeiten kann, weil dem Körper zuviel zugemutet wurde, merkt man, daß da ein Organ namens Leber vorhanden ist.

Die Leber ist ein großer Transformator, denn sie wirkt wie ein Filter, der alles, was als Überschuß vorhanden ist, so gut wie möglich verwertet und entgiftet.

Sie steuert die Energieproduktion, ist zugleich ein Energiespeicher und ist für den Eiweißstoffwechsel zuständig.

Sie ist wie ein riesiger Schwamm, der sich bemüht, alles aufzusaugen! Wenn sie irgendeiner dieser Tätigkeiten nicht mehr nachkommen kann, dann meldet sie sich und alle Stoffwechselorgane haben Alarmstufe rot gesetzt.

Ist zuviel Alkohol in den Körper gelangt, in die Leber, so reagiert sie höchst sauer. Sie zieht sich zusammen und krümmt sich unter dieser Mißachtung. Daß dies nicht beim Genuß eines Gläschens Wein der Fall ist, sollte klar sein. Aber bei drei Flaschen, die dann vielleicht zu einer Tagesration werden, beginnt sie sehr unsanft zu reagieren! Wie soll sie Energie entwickeln, wenn sie sich ständig mit der Übermäßigkeit des Menschen beschäftigen muß? Zu fettes Essen in riesigen Portionen, zu viel Kaffee, zu viel Nikotin... Beginnt der Mensch maßlos zu werden, dann überzieht er sein Gesundheitskonto! Er schießt über sein Ziel hinaus, in seinem »Zu-viel-haben-Wollen, Besitzen-Wollen« – Sucht entsteht.

Die Leber fordert uns auf, den Mittelweg zu gehen! Alles sollte in Maßen bewußt aufgenommen werden.

Genieße Dein Leben, und auch das, was Du zu Dir nimmst. Esse bewußt, trinke bewußt, denke bewußt. Fühle bewußt. Handle bewußt, rede bewußt! Lebst Du bewußt, dann wirst Du Dich wundern, mit wie wenig physischer Nahrung der Körper leben kann und wieviel er doch geistig benötigt!

In dem Wort »bewußt« gibt es kein Zuviel! Denn dadurch, daß sich der Mensch bewußt wird, entwickelt sich seine Unterscheidungskraft, und es entsteht Wertschätzung und keine Wertung.

Lerne daher zu unterscheiden, damit Du die Ordnung erkennen kannst. In der Ordnung gibt es nur das Ausgewogene und kein Zuviel.

Ein zufriedener Mensch wird weniger über Unpäßlichkeiten der Leber klagen, nur wenn uns eine Laus über die Leber gelaufen ist, schauen wir griesgrämig in die Welt.

Manches Mal werden wir sogar gelb vor lauter Ärger, wenn der Entgiftungsprozeß gestört ist, wirkt er sich als Gelbsucht aus. Einsichtigkeit, Toleranz und Mäßigung wären hier eine sehr gute und bekömmliche Medizin.

Jede Lebererkrankung ist in irgendeiner Art ein Zuviel – darüber sollte man einmal nachdenken. Muß man sich denn wirklich über alles und jeden gleich grün und gelb ärgern? Lerne also den Augenblick bewußt zu erleben, damit Du im Augenblick das Glück erfahren kannst!

Die Leber und ihre geistige Entsprechung

* Im blockierten Zustand:
Unglücklich fühlen, Verhärtung, zuviel haben wollen.

* Im positiven Sinn:
Unterscheidungskraft, Glück und Zufriedenheit, Ausgewogenheit, Transformierung.

Ich suche nach meinem Fehlverhalten, finde es und verändere es!

* Positive Affirmationen:
  Ich erlebe den Augenblick und erfahre Zufriedenheit.
  Ich bin ein glücklicher zufriedener Mensch!

21
Die Lunge

Atme tief und ohne Angst!

Der Atem ist jene energieversorgende Substanz, die den Menschen befähigt zu leben. Atem bedeutet Leben.

In der Bibel heißt es: »Und der Atem Gottes schwebte über den Wassern. Der Odem Gottes... und das Leben begann...!«

Wir Menschen sind in der Lage, lange Zeit ohne Nahrung auszukommen, ohne Flüssigkeit ist die Zeit schon wesentlich kürzer, das merkt man sehr deutlich bei den Fastenkuren, aber ohne Atem kommt niemand länger als ein paar Sekunden aus. Wohl aber kann der Mensch lernen durch Atemtechnik seinen Atemrhythmus zu verändern, zu verlängern.

Die Leistung der Lunge, die ja dazu da ist, den großen Gasaustausch vorzunehmen, nämlich Sauerstoff gegen Kohlendioxid auszutauschen, wird leider mangels Atemübungen nicht immer voll ausgenutzt. Sie liegt zum Teil brach, und man wundert sich höchstens über den allgemein schlappen Gemüts- und Gesundheitszustand.

Wir schnappen nach Luft, wenn es uns die Sprache verschlägt! Der normale Atemrhythmus ist bei einem Säugling sehr gut zu beobachten. Er atmet von allein, und es entsteht eine wunderbare, sichtbare Bauchatmung, eine Tiefenatmung, bei welcher das Sich-Heben und -Senken der Bauchdecke zu beobachten ist: die Bauchatmung oder Zwerchfellatmung. Je größer wir werden, um so weniger beachten wir den Körperrhythmus und den Atem. Ab einer bestimmten Altersstufe ist es dann auch noch »in«, den Brustkorb auszudehnen, den Bauch einzuziehen, und es ist eine ver-

krampfte Haltung zu beobachten. Der Atem strömt oberflächlich und flach, und man bemüht sich krampfhaft, die
Haltung zu bewahren.

Der Weg des Atems läuft über die uns bekannten At-
mungsorgane. Die eingeatmete Luft strömt über Nase oder
Mund in die Luftröhre zu den Bronchien. Die feinen Ver-
ästelungen der Bronchien führen hinein in das Innerste
beider Lungenflügel. Dort erreicht die Luft die Lungenbläs-
chen, wo dann der sogenannte Gasaustausch – Sauerstoff
gegen Kohlendioxid – stattfindet.

Wenn wir an den Ausspruch denken: »Sei wie der Baum,
mit stark verankerten Wurzeln, einem starken geraden aufrechten Stamm und einer weit geöffneten Baumkrone«, so
können wir diesen Baum mit den Bronchien und der Lunge
vergleichen.

Je freier ein Mensch in sich selber wird, um so tiefer
strömt sein Atem, um so besser können die Bronchien die
Luftmoleküle weitertransportieren, bis sie das Ziel, die
Austauschstation, erreicht haben.

Genauso wie dieser Austausch im Menschen stattfindet,
findet er auch in der Natur statt. Der tropische Regenwald
ist die grüne Lunge der Erde. Wird dieses gesunde Verhältnis durch den Eingriff des Menschen gestört, so beginnt die
Erde wie auch der Mensch, Reaktionen, das heißt Störfel-
der, Krankheitssymptome zu entwickeln.

Der Mensch zeigt Entzündungsherde, er hustet, es
schmerzt, die Lungenentzündung folgt, die Atmung wird
noch flacher, bis schließlich die Zellveränderung stattfindet und der letzte Atemzug entweicht.

Deshalb, atme tief und ohne Angst, Atem heißt Leben. Das
Besondere an der Lunge ist, daß sie im Gegensatz zum
Herzen keine Muskeln in sich trägt. Damit der Austausch
trotzdem stattfinden kann, wird ein entsprechendes »Hilfs-
personal« benötigt.

So wie die Bronchien die eingeatmete Luft hineinführen,
so helfen andere Muskeln mit, daß sich das Zwerchfell

etwas nach unten zieht beim Einatmen und daß sich der
flexible Brustkorb weitet, um den Lungen die Möglichkeit
zur Ausdehnung zu geben. Je weniger der Atem die Lunge
füllt, um so anfälliger wird der Mensch. Denn wenn, so wie
bei vielen Menschen, nur eine oberflächliche Atmung, ein
»Schnauferl« vollzogen wird, dann ist der untere Bereich
der Lunge mit einem nicht mehr versorgtem Schlammtüm-
pel zu vergleichen, in dem sich allerlei Bakterien aktivieren
können! Um dem vorzubeugen, wäre es angebracht, wieder
bewußter zu atmen. Jede Entzündung der Bronchien deutet
auf einen Mißbrauch der Energieversorgung hin. Wer nicht
fähig ist, tief zu atmen, das heißt seine Fähigkeiten zu leben,
nicht voll ausschöpft, nimmt Schaden. Eine Lungenentzündung zeigt sehr deutlich das »innere Pulverfaß«. Sie ist eine
deutliche Aufforderung, sich aktiv am Leben zu beteiligen
und eigene schöpferische Kräfte kreativ mit ins Spiel zu
bringen. Wer tief atmet, der lebt länger, so sagen es jeden-
falls viele Ärzte. Wer aber seinen Körper mit dem geistigen
Potential verbindet, das heißt Körper, Geist und Seele verbindet, der erreicht bei einiger Übung das Ziel: Gesundheit
durch bewußtes Atmen.

Wenn die Energie, der Atemfluß, weiß, wohin sie fließen
soll, dann »füllt« sich das entsprechende Organ. Es kann
kein Zustand der Meditation erreicht werden, wenn der
Atemrhythmus nicht richtig erlernt wurde. Solange ich
Angst vor mir selber habe, schränke ich mich ein. Die sogenannte Kraft des Atems, das Prana, wird erst durch das
aktive bewußte Atmen erschlossen.

Alles atmet. Alles nimmt das es umgebende Feld auf, im
Atem. Und dennoch ergeben sich durch das Wort »bewußt«
so große Unterschiede. Der Atem ist für alles Leben lebensnotwendig. Je mehr sich die Freiheit im Bewußtsein entwik-
kelt, desto mehr ist die Fähigkeit der verbindenden Kommunikation gegeben, welche wiederum Toleranz und Achtung jeglicher Lebensform mit sich bringt. Mit Atmen ist
immer die Lebensenergie gemeint, deshalb: *Atme tief und*

ohne Angst, der Atem folgt dem Ruf der Seele und erfüllt den gesamten Körperraum mit jenem Grundelement des Lebens, das die geistige tragende Kraft im Grundatom des Lebens, der Materie ist, mit dem Licht Deines wahren Seins!

Betrachten wir einige Sprichwörter: *Atemlos. Kurzatmig. Langatmig. Atemberaubend. Atemrhythmus. Mit geht die Luft aus. Mir stockt der Atem. Er muß eine Lunge wie ein Fisch haben.*

Die Lunge und ihre geistige Entsprechung

* Im blockierten Zustand:
  Unkorrektes Verhalten dem Partner, der Umwelt gegenüber, intolerantes Verhalten.
  Bronchien: Gereiztheit, Überempfindlichkeit, Mißbrauch der Lebensenergie.

* Im positiven Sinn:
  Geistige Freiheit, Verbindlichkeit, Toleranz und Achtung dem Leben gegenüber, schöpferische Tätigkeit, heilige = heilende Kraft des Atems.
  Bronchien: Ausgewogenheit und Ruhe.
  Welche Schwierigkeiten habe ich?

* Positive Affirmationen:
  Mit Freude nehme ich wahr, wie der Atem meinen Körper belebt.
  Mit Freude nehme ich wahr, wie die belebende Energie des Atems jede Zelle meines Körpers und meines Geistes stärkt.
  Ich fühle, wie der Atem zu einer lebendigen, versorgenden Substanz, zum Prana, wird und mich versorgt.
  Ich bin dankbar.
  Mein Atem erfüllt mich mit Ruhe.

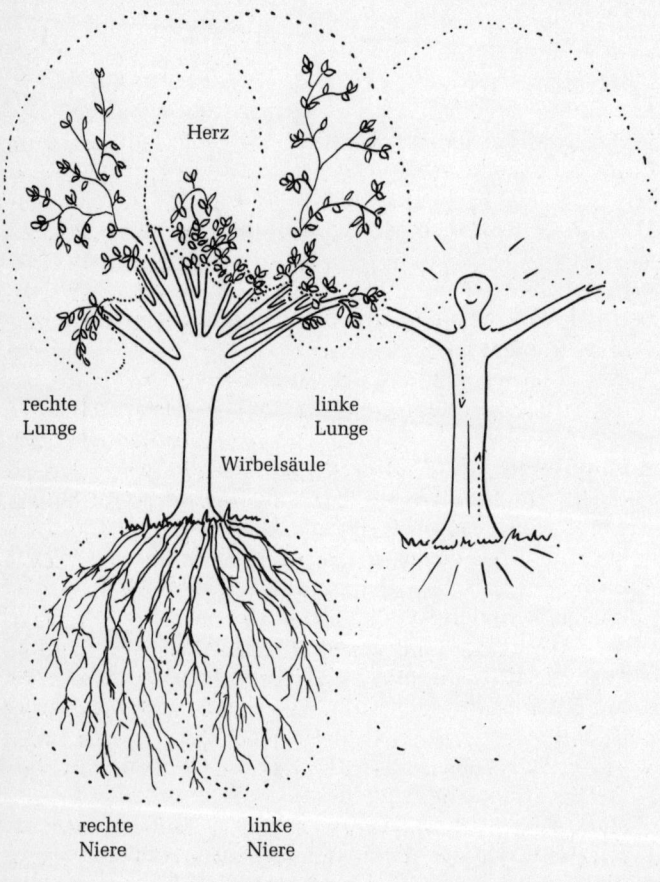

rechte
Lunge

linke
Lunge

Herz

Wirbelsäule

rechte
Niere

linke
Niere

Abb. 4: Das Atmen und die Lebensenergie

22
Die Lymphe

Die Lymphe ist das »Weiße Blut«. Dieses wichtige System vergessen wir oft: Wir denken zwar an unseren Blutkreislauf, aber an das große Transportunternehmen Lymphe denken wir meist erst, wenn es Schmerzen durch Stauzustände gibt. Der Mensch kann zwar mit einer künstlichen Niere, mit einem Herzschrittmacher und mit künstlichen Gelenken leben, aber wenn das Lymphsystem verändert oder gar zerstört wird, dann ist ein physischer Zerfall nicht mehr aufzuhalten. Das Wort Lymphe kommt aus dem Griechischen und bedeutet soviel wie »Wasser und Quelle«.

Könnten wir uns ohne die Haut wahrnehmen, die uns zusammenhält, so würden wir uns vergleichen mit dem Wurzelwerk eines Baumes. Denn die Lymphgefäße ziehen sich wie ein weit verzweigtes Netzwerk über die Körperfläche unter der Haut. Feine Äderchen (Lymphkanäle) verbinden sich zu stärkeren dickeren Gefäßen, und viele von ihnen münden dann in einen sogenannten Lymphknoten. Diese sind uns bekannt von den Infektionserkrankungen, denn das Anschwellen der Lymphknötchen ist spürbar und tastbar. Sie sind sehr druckempfindlich und lassen auf Grund ihres Anschwellens bereits Frühdiagnosen zu, auch wenn der Patient sonst noch keine bewußten Beschwerden hat.

Die Lymphknoten sind sehr wichtig, sie befinden sich an allen empfindlichen und wichtigen Körperstellen. Wie sehr Kinder manchmal unter Mandelentzündungen zu leiden haben, das wissen viele Eltern. Die ständigen Mandelentzündungen sind nichts anderes als Abwehrreaktionen des Körpers. Die Knötchen befinden sich am Hals, in den Ach-

selhöhlen, in der Leistenbeuge, im Bereich der Bronchial-
wege (Mandeln), im Verdauungstrakt, im Nacken usw. Somit sollte man allen Lymphdrüsen mehr Aufmerksamkeit
zukommen lassen. Die Mandeln filtern zum Beispiel be-
ständig und ausdauernd Giftstoffe aus. Mit dem Entfernen
der Mandeln wird zwar ein momentaner Herd beseitigt, ein
aktiver Müllherd, aber die Ursache wird nicht behoben. Das
Grundübel bleibt bestehen und macht sich in anderen labi-
len Körperregionen erneut bemerkbar.

Die Lymphe bemüht sich ständig, die Energie mit einer
Geschwindigkeit von ca. umgesetzt 8−9 m in der Stunde, zu
befördern. Dahinter stehen Ausdauer und Geduld!

Sind in einer Körperregion angeschwollene Lymphknoten zu verspüren, so sollte man sich ernsthaft bemühen, das
Woher und Warum zu ergründen, damit sich ein besseres
Verstehen entwickelt, um mit dem Problem besser umgehen zu können. Eindeutig sind die häufig auftretenden
Lymphstauungen in den Beinen, die das Fortbewegen er-
schweren, da sich der innere Druck und Spannungszustand
als sehr unangenehm und schmerzhaft erweist. Eine fach-
männisch durchgeführte Massage schafft eine wahre Erho-
lung. Eine Lymphdrainage an entsprechenden Körperteilen
ist wie eine Entstauungstherapie. Meistens tauchen diese
Stauungszustände in den Handlungs- und Bewegungsorga-
nen auf, in den Armen oder Beinen.

Die Lymphdrainage wird zusätzlich, damit kein Rückstau
der Gewebeflüssigkeit stattfinden kann, mit Kompressen,
Wickeln oder Stützstrümpfen unterstützt. Gott sei Dank,
daß diese Behandlungsmethode noch von Hand, von der
Hand des Therapeuten, des Masseurs geleistet werden muß
und nicht wie bei Elektro-Akupressur von Geräten übernommen wird. Die Hand des »Heilers« vermittelt genau
das, was den Energiestau als Mangelerscheinung hervorgerufen hat: Sie gibt Zuwendung, Hilfe, Vertrauen und Zuversicht mit der klaren Aussicht auf Heilungserfolg!

Die Lymphe und ihre geistige Entsprechung

* Im blockierten Zustand:
  Unausgeglichenheit, Ruhelosigkeit, Stau.

* Im positiven Sinn:
  Vertrauen, Ausdauer und Geduld, Energietransport.
  Wo liegt meine Schwierigkeit? Ich suche nach meiner
  Blockade, finde sie und verändere!

* Positive Affirmation:
  Voller Vertrauen sehe ich meiner Zukunft entgegen.

23
Der Magen

Liebe geht durch den Magen! Ein Ausspruch, der sehr gerne benutzt wird, wenn Menschen sagen: »Ich kann nichts essen«, und dies noch mit einem tiefen Seufzer begleiten!

Wer verliebt ist, hat meistens kein Bedürfnis, Nahrung zu sich zu nehmen, denn seine Liebe erfüllt ihn, sie sättigt ihn. Ist er dagegen unglücklich verliebt, kann es passieren, daß er alles in sich hineinschlingt. Es entsteht die reinste Freßlust aus nicht erfüllter Liebessehnsucht.

Dann entsteht der sogenannte Kummerspeck, denn das Übermaß an Nahrung kann nicht so schnell umgewandelt und abgebaut werden. Sie liegt letztlich wie ein Stein im Magen. Magensäure und Magensäfte werden vermehrt produziert, und schon haben wir genau den Zustand erreicht, den wir nicht haben wollten.

Der Überschuß an Magensäure und Säften steigt uns manches Mal als sehr unangenehmes Völlegefühl bis in den Hals. Wir sind voll und sauer bis oben hin!

Je verbitterter der Mensch wird, je härter er mit sich und der Umwelt, dem Partner umgeht, um so häufiger wird er über Sodbrennen, über Säure, die aufsteigt, klagen.

Je hungriger der Mensch ist, geistig sowie physisch, um so mehr schlingt er alles in sich hinein und ist dann nicht in der Lage, es zu verdauen.

Maßhalten, bewußte Nahrungsaufnahme, gut kauen und verdauen sind die Regeln für unser Eßverhalten.

Zuviel, das heißt: Überbelastung und Druck. Druck erzeugt aber Gegendruck. Je gereizter der Mensch wird, um so aggressiver wird er, um so schneller steigt es in ihm hoch, bis er explodiert.

Menschen, die unter einer bereits chronisch gewordenen Gastritis leiden, sollten einmal darüber nachdenken: »Was schlucke ich alles hinunter?« Es ist erstaunlich, wie die Bereitschaft zur Magenschleimhautentzündung nach Auseinandersetzungen wie Trennungen, Ehescheidungen und sonstigen, den Partner betreffenden, Konfliktsituationen zunimmt!

Kinder, die in einer häuslichen Atmosphäre aufwachsen, die mit Streit und Aggression erfüllt ist, klagen häufiger über Magenschmerzen und Magendruck als Kinder, die harmonische Verhältnisse erleben.

Auch hier gilt es wieder zu erkennen:

Nicht die Umwelt macht mich krank. Ich selbst bin es, der mich krank macht!

Gelassenheit und Ruhe lassen mich in das Gleichgewicht gelangen und diesen Zustand setze ich ein. Ich bin nicht sauer, nicht aggressiv und auch nicht unzufrieden.

Jeder einzelne ist für seinen Körper verantwortlich.

Sich dieser Verantwortung voll bewußt zu werden ist eine Lebensaufgabe, denn der Körper wird immer wieder unterschätzt.

Unter- und Übergewicht sind oftmals Themen im Streitgespräch, aber wo sind die Grenzen des Zuviel und Zuwenig? Wenn der Individualität des Menschen entsprechend zu wenig Gewicht auf die Waage gebracht wird, ist das Untergewicht oder die Magersucht zu erkennen. Das bedeutet, daß dieser Mensch Angst vor sich selbst, vor seinen schöpferischen Fähigkeiten, vor der Umwelt hat. Er ist in seine eigene Sucht hineingerutscht, die aus der Persönlichkeit, dem Ego, immer stärker hervortritt und ihm eine Illusion vorgaukelt, die bis zur Selbstaufgabe, zur Selbstzerstörung führen kann! Die große Täuschung heißt: Niemand liebt mich, alle sind gegen mich, ich bin häßlich und möchte so sein wie... Nur nicht ich selbst! Man frißt sich selber auf und verweigert jede Nahrungsaufnahme.

Man hat das gedankliche, gefühlsmäßige und vorstellungsmäßige Gewicht nicht in die richtigen Verhältnisse zueinander gebracht. Das andere Extrem ist das Übergewicht. Nur, daß es nach außen, auf die anderen gerichtet ist. Man gibt nur der Materie Aufmerksamkeit, es ist ein Übermaß an Gedanken, an Gefühl und »Ich möchte so sein wie...«.

Je mehr Materie sich ansetzt, um so härter wird der Kampf mit den Pfunden – eigentlich sollte es nie zu einem Kampf kommen, Zufriedenheit sollte den Magen sowie den gesamten Menschen erfüllen. Menschen, die mit Zuversicht, mit Vertrauen in die Zukunft blicken, leben bewußter und länger. Der Alltagsstreß wird richtig verdaut. Es entsteht dann keine Überbelastung. Es schlägt sich dann nichts auf den Magen, und wir haben keinen Stein in der Magengrube, der uns den Schlaf rauben könnte. Deshalb gilt es physisch wie geistig: Friß nicht alles in Dich hinein... und wenn Du es schon tun mußt, dann kaue wenigstens richtig, ansonsten wirst Du es unverdaut wieder abgeben müssen!

Nimm Dich so an, wie Du bist, sei Du selbst und versuche nicht so zu sein, wie Dich die anderen haben möchten. Denn dann kannst Du Dich selber niemals finden! Liebe Dich, Deinen Körper, Dein Leben, denke an die Sonne und versuche, so zu sein wie sie. Sie steht auf ihrem Posten und verströmt ihr Licht und ihre Wärme. Mach es wie sie, schau nicht auf die dunklen Gewitterfronten, sonst wirst Du selber zu einem Donner. Nimm den Schatten zur Kenntnis, aber nimm ihn nicht in Dir auf. Das Licht der Sonne löst jeglichen Schatten auf.

Wenn das »Zuviel« sich befreien möchte, kann es zu häufigem Erbrechen führen, ohne daß ein medizinischer Grund erkennbar ist. Der Körper befreit sich dadurch von der Überbelastung. Beim Erbrechen wird die Schranke durchbrochen, ein »Jetzt ist es genug« steigt hoch. Darüber sollte man nachdenken und nicht gleich mit Ekel reagieren!

Betrachten wir einige Sprichwörter: *Liebe geht durch den Magen. Das war ein Schlag in die Magengrube. Diese Nachricht hat sich mir auf den Magen geschlagen. Es ist, als hätte ich einen Stein im Magen. Man soll nicht alles in sich hineinfressen. Du hast einen Magen wie ein Pferd. Mir dreht sich der Magen um . . .*

Der Magen und seine geistige Entsprechung

* Im blockierten Zustand:
  Enttäuschung, Gier, Ekel, Geiz, Aggression.

* Im positiven Sinn:
  Zufriedenheit, Gelassenheit, Vertrauen, Verdauen von geistigen Stoffen, zum Beispiel esoterisches Wissen.
  Ernsthaft frage ich mich: Wo fühle ich mich unerfüllt? Wo ist ein »Zuviel«?

* Positive Affirmationen:
  Alles geschieht im richtigen Augenblick und im Sinne meines göttlichen Planes.
  Tiefer Frieden erfüllt mein Gemüt.
  Leicht und beschwingt verarbeite ich alles.
  Mit Freude und Frohsinn gehe ich an jede Arbeit.
  Ich bin frisch, fröhlich, freudig und frei!

24
Die Milz

Die Milz ist eine lymphatische Drüse, ebenso wie die Thymusdrüse und die Mandeln. Ihre volle Funktion ist leider noch nicht hinreichend erkannt. Deshalb hört man in der Schulmedizin häufig die Meinung, daß man auch ohne Milz leben könne. Die Milz ist das größte und das fleißigste Organ in der Produktion der Lymphozyten. Sie stellt somit für das Immunsystem etwas Gewaltiges dar. Ihre Arbeit beruht nicht nur darauf, daß sie überalterte rote Blutkörperchen abbaut, sondern auch in der Eisenspeicherung. So kann sie sich bis zu ihrer doppelten Größe ausweiten, wie ein sich vollsaugender Schwamm – eine besondere Kraftreserve, die bei bestimmten Anforderungen eingesetzt werden, zum Beispiel beim Dauerlauf.

Oft klagen Kinder, die sonst meist schwerfällig sind, beim Laufen oder einer besonderen Bewegungsbelastung über Seitenstechen. Die Milz zieht und preßt sich dabei zusammen, um das Blut an den Kreislauf weiterzugeben. Es sticht, manchmal bis zum: »Ich kann nicht mehr!« Gerade dann sollte man mit Geduld und Ausdauer, mit sanften Bewegungen seinen Körper wieder behutsam in Schwung bringen. Nicht mit extremen Herausforderungen!

Die Milz ist somit auch eine Energieverteiler-Stelle, aber das nicht nur in physischer Sicht. Jede Energie, die durch geistige Arbeit, wie Meditation oder zielgerichtete, bewußtseinserweiternde Übungen, hervorgerufen wird, wird über und durch die Milz weitergeleitet, sie ist eine geistige Vermittlungszentrale!

Die Milz leistet dem Menschen große Dienste. Im Physischen bedeutet es Steigerung der Abwehrkräfte – im Geistigen bedeutet es Schutz! Beides kann nur entwickelt werden, wenn ein generelles Vertrauen in die Zukunft vorhanden ist. Damit ist natürlich das Vertrauen überhaupt gemeint, denn im Jetzt, im Augenblick, erstellen wir das Fundament für die Zukunft!

Die Milz und ihre geistige Entsprechung

* Im blockierten Zustand:
  Mangelndes Vertrauen und Unsicherheit, Störungen im Energiehaushalt des Körpers, Unsicherheit, Einseitigkeiten.

* Im positiven Sinn:
  Energieverteiler, Energieaufnahme und -vermittler, Vertrauen im Jetzt und in die Zukunft, Vertrauen in die eigene Entscheidungsfreudigkeit.
  Wo liegen meine Schwierigkeiten? Ich suche nach ihnen und finde sie. Ich bin bereit zur Veränderung!

* Positive Affirmation:
  Ich vertraue auf das Licht, denn das Licht ist in mir.

25
Der Mund

Der Mensch hat im Laufe seiner Entwicklung gelernt, seinen Mund nicht nur zur Nahrungsaufnahme einzusetzen. So hat er schnell begriffen, mit ihm nicht nur grunzende und schmatzende, sondern auch wohlklingende Geräusche zu produzieren. Es entwickelte sich eine Fülle verschiedener Klänge – zur Freude oder zum Ärgernis der Umwelt.

Durch die Aufnahme der Nahrungsmittel gelangt vieles, was der Körper zu seinem einwandfreien Funktionieren benötigt, durch den Mund in ihn hinein (leider sind es auch oft Stoffe, auf die der Körper getrost verzichten könnte!).

Und über den Mund kommt auch das heraus, was sowohl zerstörerisch als auch aufbauend wirken kann und was uns die Verständigung mit unseren Artgenossen ermöglicht: die Sprache. Mit Hilfe der Mundwerkzeuge, den Zähnen, der Zunge und der Stimmbänder sind wir in der Lage, Laute zu bilden. Wir formen die Lippen, öffnen den Mund, und die Vibration der Stimmbänder überträgt sich unter Einbeziehung der Zungenspitze so nach außen, und wir können das, was in uns zuerst als Gedanke, als Gefühl oder als Vorstellungsbild vorhanden war, zu Worten formen. Ein wahrhaft schöpferischer Vorgang!

Um unseren Mund seinem Plan entsprechend einzusetzen, sollten wir ihn nicht so weit aufreißen und mit unseren Worten nicht übertreiben. Sehr schnell ist auch etwas gesagt, das dann nicht mehr rückgängig gemacht werden kann: im Streit wird schnell etwas ausgesprochen, das den anderen enorm verletzen kann, sowohl in seiner Menschenwürde als auch an seiner Seele. Das Wort aus dem Mund eines aufrechten, ehrlichen Menschen wird tröstend und aufmunternd sein, das Wort aus dem Mund eines Heuchlers, wird, weil es unehrlich ist, Unfrieden stiften.

So kann das Wort, wenn es aus dem Herzen kommt, zu einem Heil werden, aber es kann auch als vernichtende, zerstörende Kraft benutzt werden. Die schöpferischen Kräfte, die sich in der Klangkombination offenbaren, beginnen durch das gesprochene Wort lebendig zu werden. So können bereits ein paar Worte das Leben verändern:

Ich liebe Dich. Verzeih mir bitte. Ich danke Dir.

Bei einem Kleinkind geht die Entdeckung und das Begreifen hauptsächlich über den Vorgang des In-den-Mund-Nehmens vor sich. Alles wird in den Mund gesteckt, damit Erfahrungen gemacht werden können!

Betrachten wir einige Sprichwörter: Halte Deinen vorlauten Mund. Ein verträumter Mund. Ein sinnlicher Mund. Ein weicher Mund. Dein Mund spricht wahr, wenn Deine Worte aus dem Herzen kommen, kann jeder das Echo der Wahrheit in sich verspüren!

Der Mund und seine geistige Entsprechung

* Im blockierten Zustand:
Mund: Verzerrung der Wahrheit, Unehrlichkeit.
Mandeln: Ungelöste Probleme, die zur Zündung, zur Mandelentzündung führen; schmerzhafte Erfahrung, etwas freigeben zu müssen; Festhalten.
Stimmbänder: Stimmungswechsel, Heiserkeit, Sprachlosigkeit.

* Im positiven Sinn:
Mund: Vermittler der Wahrheit.
Mandeln: Freigeben; Loslassen, Filtern.
Stimmbänder: Werkzeug des Ausdrucks über die Stimme, Lebendigkeit.
Wo fühle ich mich blockiert? Bin ich ehrlich zu mir?

* Positive Affirmationen:
Mund: *Mögen meine Gedanken zu Worten des Trostes werden und meine Gefühle sich zu Taten der Liebe wandeln.*
Meine Worte wähle ich sicher.
Ich rede, denke, fühle und handle bewußt.
Ich fühle mich sicher und geborgen im Schutze des Lichtes.
Mandeln: Mein Körper ist wie ein Tempel, ich tue alles, damit er sauber und gesund bleibt.
Gedanken, die mich hindern, wandle ich in Gedanken, die mich beflügeln.
Gefühle, die mich binden, wandle ich in Gefühle, die mich mit allem verbinden.
Ich vergebe und verzeihe, denn ich liebe das Leben und meinen Körper.
Stimmbänder: Meine Worte sind voller Liebe, denn mein Herz ist erfüllt.
Mögen meine Worte allen zum Segen werden.

26
Die Muskeln

Der ganze Körper ist von Muskeln durchzogen und bepackt, aber ein nur als Muskelpaket herumlaufender Mensch entspricht nicht mehr der natürlichen Körpervorstellung, obwohl das manche Menschen schön und erstrebenswert finden.

Ein Muskel dient dazu, Bewegungsabläufe zu steuern. Die Muskulatur kann wie ein Motor wirken, der unentwegt läuft, wenn der Befehl von der Zentrale aus gegeben wird. Die Muskulatur beginnt dann das Skelettsystem durch den Muskelzug in Gang zu setzen.

Der einzelne Muskel kommt dabei seiner ursprünglichen Aufgabe nach: Spannung, Kontraktion zu erzeugen, das heißt, er zieht sich zusammen, um sich dann wieder zu entladen, zu entspannen, anders ausgedrückt: zu erschlaffen.

Das ganze Spiel wird vom Zentralnervensystem gesteuert. Wie wir wissen, gibt es willkürliche und unwillkürliche Muskeln. Die, die sich dem Plan des Körpers entsprechend bewegen, und jene, die wir mit dem Willen steuern. Man unterscheidet dabei drei Gruppen, drei Fasertypen, die unterschiedlich reagieren: Helle, weiße Fasern sind für die Schnelligkeit verantwortlich, dunkle, rote Fasern reagieren langsamer, sind für die Ausdauer zuständig, und die Zwischenstufe, die sogenannten intermediären Fasern enthalten beide Arten in sich. Wieviele Fasern in welcher Gruppe angelegt sind, ist genetisch festgelegt.

Durch die ständigen Wiederholungen bestimmter Übungsvorgänge, durch Training, beginnt sich im Gehirn langsam ein Motivationsprogramm zu speichern und gelangt als Informationsfluß ins Zentralnervensystem. Diese Motivationsprogramme werden im Kleinhirn in räumlich-zeitliche Bewegungs- oder Handlungsabläufe umgesetzt, durcheilen dann das Rückenmark nach unten und aktivieren die Muskeln. Die Nervenzellen und ihre Fortsätze verarbeiten die Signale und leiten sie weiter. Dadurch entstehen elektrische Ladungen und Entladungen, die zum Naturelement des Körpers gehören.

Die natürliche Spannkraft des Körpers muß nicht nachlassen, wenn der Mensch älter wird, es liegt allein an seiner geistigen und physischen Motivation, die seinen Körper in Form hält. *Das, worauf sich Deine Aufmerksamkeit richtet, wird sich letztlich in und durch Dich zum Ausdruck bringen!*

Die Muskeln und ihre geistige Entsprechung

* Im blockierten Zustand:
  Erschlaffung, starres Verhalten.

* Im positiven Sinn:
  Spannkraft, Ausdauer.
  Wo liegt mein Fehlverhalten?

* Positive Affirmationen:
  Ich bin voller Unternehmungsgeist und Tatendrang.
  Ich fühle den Schwung und die Kraft in mir, die mir neuen Mut geben.

27
Die Nase

Die Nase ist schwerlich zu übersehen, denn wir tragen sie mitten im Gesicht. Sie ist das Organ, durch welches die Luft, die wir zum Atmen benötigen, aufgenommen werden kann, und mit ihr können wir Düfte wahrnehmen. Sie ist auch ein Rassenmerkmal und erscheint in allen Größen und Formen. Es gibt kleine zierliche Nasen, bis hin zum sogenannten »Zinken«. Es kommt zu Veränderungen der Hautzustände in und auf der Nase, wenn im Organbereich Störungen vorliegen. Ein unter ständigem Alkoholeinfluß stehender Mensch hat eine meist sehr stark gerötete Nase. Niederer Blutdruck verändert die Farbe der Haut genauso, wie der zu hohe es tut.

Wir rümpfen die Nase, wenn uns Situationen nicht passen, wenn wir nicht einverstanden sind.

Aber auch wenn uns ein Düftchen in die Nase steigt, das uns anwidert, verziehen wir das Gesicht und rümpfen wieder die Nase.

Lernen wir jemanden kennen, so beschnuppern wir uns erst einmal. Eine Verhaltensform, die fast allen Tierarten zu eigen ist. Und wenn man sich gut riechen kann, sympathisch ist, dann kann man es miteinander versuchen. Kann man sich nicht mehr riechen, geht man meistens auseinander.

Wie wichtig Düfte sind, die wir durch unsere Nase aufnehmen, merken wir, wenn wir mit einem geliebten Menschen zusammen sind. Denn wenn der Duft, der durch die Haut ausgeschieden wird, nicht angenehm, also alles andere als betörend wirkt, dann fällt es sehr schwer, zärtlich zu sein.

Düfte stimulieren uns. Deshalb wird von seiten der Kosmetikindustrie alles daran gesetzt, betörende, die Sinne verwirrende, Stoffe zu entwickeln, die auch dazu beitragen können, daß Täuschungen in der Partnerwahl entstehen. Aber dies sind auch uralte Tricks der Menschen, um sich durch bewußt angelegte Duftnoten anziehend zu machen.

In der Aroma-Therapie werden Stimulatoren natürlicher, pflanzlicher Stoffe eingesetzt, um die Funktion der Organe wieder anzuregen und aufzumuntern.

Haben wir die Nase voll, im wahrsten Sinne des Wortes, dann stellt sich der Schnupfen ein, und es heißt: Ich habe einen Schnupfen, denn ich habe mich ver-kühlt, er-kältet. Aber Kühle und Kälte stellen wiederum nur den innersten Zustand dar: Verengung und Lieblosigkeit.

Wenn man beginnt, sauer zu werden, nicht nur durch Ernährung, dann beginnt früher oder später die Nase zu laufen.

Denn Nieren und Blase stehen in enger Verbindung zur Nase. Um hier vorzugreifen: Niere stellt die partnerschaftliche Konfliktsituation dar, die mit einer Bezugsperson entsteht beziehungsweise entstanden ist.

Es gibt sehr viele Kinder, die ständig laufende Nasen haben. Würde man genauer hinsehen, könnte man erkennen, daß, dem Alter des Kindes entsprechend, die Verbots- und Gebotstafeln mit sehr viel Eindruck auf das Kind übergehen. Wenn die Einsicht des Kindes nicht vorhanden ist, gibt es eine ständige »Ich-will-nicht«-, »Ich-bin-sauer«-Welle. Wechseln die Kinder aus dieser Ladungszone, aus dieser Örtlichkeit in eine andere, so verliert sich plötzlich und anscheinend das Symptom, und das Kind ist befreit von seinem Schnupfen. Die innere Situation ist aber noch nicht korrigiert, sondern nur aufgeschoben. Kommt das Kind wieder zurück in die alte Umgebung, beginnt die Nase wieder zu laufen. Medikamente verdrängen das äußere Symptom, lösen es aber nicht auf.

Je intensiver Du auf Deinen Körper eingehst und lernst

mit ihm umzugehen, je bewußter Du Dir wirst, um so schneller reagiert der Körper auf Fehlverhalten.

Ein Beispiel soll dies verdeutlichen:

Eine Frau fand eine von der Fensterbank gefallene Vase. Sie ärgerte sich. Sie kam in die Küche und fand nochmals Scherben vor. Beides waren Stücke, an denen sie sehr hing. Sie explodierte, wutentbrannt griff sie zum Telefonhörer, um ihre Empörung abzureagieren, denn es war sonst kein Ansprechpartner da, um sich Luft zu machen. Nachdem sie sich von ihrem Zorn befreit hatte, kam sie wieder einigermaßen zur Ruhe und zur Besinnung. Sie erkannte ihre Reaktion, und nach einer halben Stunde lief ihre Nase, und der Schnupfen, das Ver-schnupft-Sein löste sich.

Unsere Nase erwärmt die Luft, die wir einatmen, sie filtert mit den feinen Flimmerhärchen die durch die Nase eintretenden Schmutzpartikelchen ab. Es soll also nur eine gereinigte Substanz den Körper erfüllen, die dann aufbauend und stärkend die Reise in den Körper fortsetzt und uns anregt.

Verhält sich der Mensch seiner wahren Wesensnatur entsprechend, so ist er wie eine duftende Rose, die mit Schönheit die Umgebung erfreut.

Es gibt sehr viele Menschen, die die »Nase voll haben«, wenn sich Blüten-, Baum- oder Gräser-Pollen ausbreiten. Aber auch bei Heuschnupfen ist ein tiefer Hintergrund zu finden, der näher im Kapitel »Haut« (allergische Reaktion) beschrieben ist.

Der Volksmund bringt die Nase des Mannes auch in Zusammenhang mit seiner sexuellen Aktivität.

Betrachten wir einige Sprichwörter: Ich habe die Nase voll. Ich seh's Dir an der Nasenspitze an. Ich habe den richtigen Riecher gehabt. Ich kann es nicht riechen. Ich kann Dich gut riechen. Ein bißchen beschnuppern. Die Nase rümpfen. Verschnupft sein. Der Schnüffler. Trag die Nase nicht zu weit nach oben. Er war mir um eine Nasenlänge voraus.

Die Nase und die geistige Entsprechung:

* Im blockierten Zustand:
  Stolz, Überheblichkeit, Machtstreben.

* Im positiven Sinn:
  Intuition der Wahrnehumgsfähigkeit im Umgang mit Düf-
  ten, Intuitives Erfühlen, Erspüren = Aufspüren.
  Wo liegen meine Schwierigkeiten?

* Positive Affirmationen:
  Ich öffne meine Sinne und nehme Dich wahr.
  Ich öffne meine Sinne und erspüre mich, erkenne mich
  und sage ja zu meinem Leben!

28
Die Nerven

Nerven wie Drahtseile sollte man haben, um in der heutigen Zeit besser, ruhiger und ausgeglichener sein Leben genießen zu können. Nerven sind jene geheimnisvollen Mitarbeiter des Gehirns die Signale weiterleiten, um sie letztlich verständlich zu machen.

Jede Reizüberflutung, sei sie optischer, akustischer, gefühlsmäßiger oder sonstiger Art, wird über die Sinne zum Gehirn weitergeleitet. Durch das Überangebot der Reizüberflutungen, werden wir zusätzlichen Streßzuständen ausgesetzt, mit denen unser Körper lernen muß, fertig zu werden: Fernsehen, Radio, Zeitung, Umweltgeräusche, Berieselungen verschiedener meist unguter Informationen.

Wäre der Mensch so einsichtig, sich nur das anzusehen und zu hören, was ihm wichtig erscheint und was aufbauend und bildend für ihn ist, dann wäre das Durcheinander leichter zu lösen. So aber läßt er sich mit Impulsen der Gewalttätigkeit füttern, bis seine feinsten Regungen langsam abstumpfen. Er wehrt sich nicht mehr gegen den Zustand der Gewalt, weil er nicht mehr empfindungsfähig ist. Eine gefährliche Manipulation, die von außen auf den Körper einströmt, der bereits seine natürliche Abwehrsituation verloren hat. Die Reize dringen so destruktiv weiter auf den Körper ein und die schwächsten Organregionen werden sich als erste Störungsstelle melden.

Wenn der letzte Nerv abgetötet wird, gibt sich der Mensch wie eine programmierte Maschine, ohne Gefühl und ohne Liebe.

Im Sprachgebrauch heißt es: »Du trampelst auf meinen Nerven herum!« Man kann den Begriff Nerven durch das

Wort »Gemüt« ersetzen. So spricht man auch von sehr waghalsigen Männern, von Männern ohne Nerven – sie halten aber die erhöhte Belastung aus, die ihnen zugemutet wird!

Betrachten wir einige Sprichwörter: *Du gehst mir auf die Nerven. Du nervst. So ein Nerverl. Nerven wie Drahtseile. Du tötest mir noch meine letzten Nerven. Wer gute Nerven hat, lebt länger.*

Die Nerven und ihre geistige Entsprechung

* Im blockierten Zustand:
  Abstumpfung, Kälte, Desinteresse, Orientierungsschwierigkeiten.

* Im positiven Sinn:
  Mitteilungsfähigkeit, Kommunikationsfreudigkeit, Vermittlungsfähigkeit.
  Wo liegen meine Probleme und Schwierigkeiten? Ich bin bereit, meine Blockaden zu lösen!

* Positive Affirmationen:
  Ich teile mich Dir mit und teile mit Dir, was ich habe.
  Ich schenke Dir mein Vertrauen, meine Liebe und meine Aufmerksamkeit.

29
Die Nieren

Auf Herz und Nieren sollten wir alles prüfen, soweit unsere Logik, unser Bewußtsein und unser Verständnis es zulassen – sonst könnte es uns an die Nieren gehen!

Zum Beispiel: Schock oder Streßsituationen, vor lauter Schreck, vor Angst, bleibt uns die Luft weg, das Herz schnürt sich zusammen, das Blut stockt uns in den Adern, es wird uns schwarz vor den Augen, und wir fühlen uns benommen und wie vor den Kopf gestoßen.

Die nächste Steigerung: Das Herz fängt an zu rasen, es klopft bis zum Hals, es ist schon fast so weit, daß man aus der Haut fahren möchte, aber es liegt einem bereits wie ein Stein im Magen, und es war wie ein Tiefschlag, so daß die Beine beginnen zu zittern und wie Gummi werden. Man fühlt sich wie von einer Ecke in die andere geschleudert, von einem Extrem in das andere.

Sei es Streß, Schock, Angst, Streit oder ein akutes Partnerschaftsproblem – immer gerät der gesamte Haushalt aus den Fugen, nicht nur gefühlsmäßig, sondern körperlich, organisch – bedingt durch die Hormone, die in solchen Situationen besonders gern verrückt spielen. Ist es einmal soweit gekommen, dann ist das Chaos perfekt, und die Niere leidet immer mit.

Unsere Nieren haben einen absolut zuverlässigen Arbeitsplan, dem sie folgen. Jeden Tag filtern sie rund dreihundertmal unser Blut. Sie halten den Wasserhaushalt im Gleichgewicht, sie erfüllen lebenswichtige Stoffwechselfunktionen. Da der Mensch fast zu 65 bis 70 Prozent aus Wasser besteht, ist es lebensbedrohlich, wenn die Nierenfunktion gestört wird.

Umgesetzt heißt es: Wasser ist geistiges Wissen und zugleich Lebensenergie. Ist der Flüssigkeitshaushalt gestört, so ist auch das Verhältnis zwischen Körper und Geist nicht in der Balance. Je tiefer ein Mensch in der Materie steht, um so schwieriger wird es für die Niere, aktiv dem eigenen Plan folgen zu können.

Viele Menschen klagen darüber, daß sie kein Bedürfnis haben zu trinken, geschweige denn eine bestimmte Flüssigkeitsmenge zu sich zu nehmen, damit die Entgiftung über die Nieren besser stattfinden kann. Setzen wir das Ganze um, so sollten wir uns fragen: Wo wehre ich mich gegen das Leben, gegen mein Leben, gegen meinen Partner? Wo lehne ich ab? Oder: Wo schlucke ich alles in mich hinein? Gedankliche, gefühlsmäßige Verhärtungen schlagen sich in den meisten Fällen auf die Nieren. Wir haben ein Nieren-Paar, entsprechend dem Gehirn, welches auch aus zwei Hälften besteht, und beide Organe arbeiten auch in absoluter Ergänzung zueinander: Intuition und Bewußtheit = Verstand, also eine Widerspiegelung von Yin und Yang.

Yin und Yang ergeben ein Ganzes: und es sind immer drei Dinge, die sich zum Ausdruck bringen möchten: Körper, Geist und Seele. Die Nieren sind nicht nur für die Entgiftung der physischen Substanz verantwortlich, sie müssen sich auch mit all dem geistigen Müll auseinander setzen, den wir tagaus, tagein in uns fabrizieren.

Werden die Spannungen zwischen Mann und Frau zunehmend stärker, beginnen sich Stauungen zu entwickeln, die oft begleitet werden von Blasenentzündungen und Entzündungen der Harnwege. Ein Zustand einer Übersäuerung, »Ich bin sauer«, wörtlich genommen, äußert sich über die Nieren. Nach unten betrachtet über die Blase, nach oben betrachtet über die Nase. Existieren unbefriedigte Wünsche sexueller Art zwischen zwei Partnern, die nicht aus-, beziehungsweise angesprochen oder erfüllt werden, so kann sich ebenfalls der Zustand »Ich bin sauer« einschleichen. Denn die Nieren sorgen dafür, daß der Ausgleich zwischen sauer

= Yang und basisch = Yin stimmt. Sind wir aus Unzufriedenheit sauer, so sind wir zugleich leicht verschnupft, haben die Nase voll, und wir sprechen vom Schnupfen.

Zur Unsicherheit in der Begegnung zum Partner gehört auch die weit verbreitete Eifersucht. Sie stellt ein gestörtes Vertrauensverhältnis zum Partner dar und erzeugt ebenfalls einen Druck in den Nieren.

Die Nieren sind Kontaktorgane. Wenn die Kommunikation, also die Kontaktfähigkeit mit der Umwelt, sei es Mann und Frau, Vater und Kind, Mutter und Kind oder Angestellter und Chef, gestört ist, dann beginnt ein zunächst versteckter Leidensweg der Nieren. Es dauert sehr lange, bis das Maß voll ist und sich Schmerzen einstellen. Nur bei einem Kind geht dies bedeutend schneller, als bei einem erwachsenen Menschen.

Treten dann Störungen, wie zum Beispiel Nierenbeckenentzündungen, auf, dann spiegelt dies Spannungen im familiären Bereich wider.

Hierzu ein Beispiel: Ein Kind fühlt sich dem Druck der Eltern nicht gewachsen. Es fühlt sich ungeliebt und nicht akzeptiert. Die Mitteilungsfähigkeit gegenüber Vater und Mutter ist stark gestört. In dem Kind arbeitet es erheblich, es fühlt sich dadurch, als säße es auf einem Pulverfaß, kurz vor der Zündung. Die Nieren als Kontaktträger melden sich. Der innere Kampf im Kind beginnt, es möchte von beiden Elternteilen anerkannt werden und verlangt nach Zuwendung. Aus welchen Gründen auch immer wird ihm diese nicht gegeben. Die Entzündung schreitet voran, und der Körper reagiert mit Schmerz und Fieber. Die Diagnose des Arztes heißt Nierenbeckenentzündung: und entweder starke Antibiotika oder ein Aufenthalt in der Klinik sind das Resultat. Dort erfährt das Kind plötzlich Zuwendung, die Eltern kümmern sich aus Sorge wieder um ihr Kind, dem dieses offensichtlich guttut. Nach Abklingen der Entzündung, wieder zu Hause, in der gleichen Umgebung, unter denselben Voraussetzungen, wiederholt sich dasselbe

Spiel. Es wäre hier die Aufgabe der Klinik und der Ärzte im Gespräch mit den Eltern, diese verfahrene Situation zu besprechen, um sie zu einer Er-Lösung zu bringen.

Es ist erstaunlich, daß die Zahl der Nierenerkrankungen gerade in letzter Zeit sehr ansteigt.

Genauso erstaunlich ist es, daß Männer mehr zur Bildung von Nierensteinen neigen als Frauen. Männer gehen mit ihren Gefühlen noch sehr unfrei um, sie haben zum Teil noch zuviel unterschwellige Angst, ihre Gefühle zu zeigen. Auch Nierensteine sind ein »Zuviel«: Im Harn sind zu viele Stoffe, und aus Harnsäure, Calcium-Phosphat oder Calcium-Oxalat bilden sich Steine. Zuviel bedeutet: zuviel Gift und zu wenig Flüssigkeit.

Wo ein Mangel an Vertrauen vorherrschend ist, beginnt die Unsicherheit und das Mißtrauen, letzlich der Zweifel zu regieren. Zweifel und Angst sind die größten Feinde des Menschen. Angst und Zweifel sind die schlimmsten Widersacher und Nager der Seele.

Vertraue Deiner eigenen Kraft und Stärke, vertraue Deiner eigenen Wahrnehmung, Deiner Intuition Deiner schöpferischen Fähigkeit zu denken, zu fühlen, zu handeln, denn damit legst Du Deine Hand vertrauensvoll in die Hand dessen, was Du als Leben, als den Vater des Lebens oder als Licht, als das Ewige oder die Urkraft bezeichnest.

Betrachten wir die Redewendung: *Es geht mir an die Nieren,* so drückt diese Besorgnis aus – *sorgenfrei und lebensfroh zu sein wäre weitaus angebrachter.*

Die Niere und ihre geistige Entsprechung

* Im blockierten Zustand:
Nierenbeckenentzündung: Unsicherheit gegenüber dem Partner, mangelndes Vertrauen; Nierenschmerzen: Kontaktschwierigkeiten mit dem Partner, mit der Umwelt; Nierensteine: Verhärtungen, Härte im Verhalten gegenüber Mitmenschen, verdrängte Gefühle, Rechthaberei.

* Im positiven Sinn:
  Vertrauen und Sicherheit.
  Wo haben sich meine Schwierigkeiten versteckt? Ich suche und finde sie!

* Positive Affirmationen:
  Ich liebe meinen Partner (Mann, Frau, Kind, Chef).
  Ich vertraue Dir.

30
Die Ohren

»Wer nicht hören will, muß fühlen« ... ein sehr altes und wahres Sprichwort.

Mit dem Gehör ist es so eine Sache. Hören, hinhören, zuhören, um etwas Neues zu erfahren, dazu ist man eher geneigt, als das Wort Gehorsam einmal genauer zu betrachten.

Dieses Wort hat einen negativen Beigeschmack aus einer Zeit, in der die Erziehungsmethoden den Kindern absoluten Gehorsam abverlangten. Wurde er nicht erfüllt, so gab es Bestrafung. Der Gehorsam aber, der als Ausdrucksform des Naturbezogenen vorhanden ist, klinkt sich ein in die Gesetzmäßigkeit des Lebens.

Ein Mensch, der bereit ist, seine Ohren zu öffnen um zu lernen, der in sich hineinlauschen kann, dem enthüllen sich die geheimen Kräfte der Natur – und die seines Körpers – denn der Körper ist Natur. Hatte oder hat man in sehr jungen Jahren häufig unter Ohrenschmerzen zu leiden, so sollte dies nicht verwundern, denn genauso wie der Schnupfen eine Reaktion auf eine bestimmte Situation ist, so ist es auch der Ohrschmerz, der von einer leichten Trommelfellrötung bis zur Entzündung und zur Mittelohrvereiterung reichen kann.

Daß für eine entsprechende Behandlung ein Arzt aufgesucht werden sollte, dürfte wohl klar sein, nur man sollte sich auch überlegen, warum gerade Kinder häufig über Ohrenschmerzen klagen. Sie werden dazu angehalten, zu hören, zu-zu-hören, hin-zu-hören und zu gehorchen.

Aus der Sicht des Kindes ist dies nicht einfach, denn für das noch nicht allzusehr belastbare Kind, ist das Ge-horchen der eigenen Natur gegenüber das Naheliegendste. Der große Konflikt entsteht erst, wenn Druck durch die Erwachsenen entsteht. Für das Kind bedeutet dies eine Einschränkung. Zum Beispiel lehnen es viele Kinder von sich aus immer wieder ab, Fleisch zu essen, und es gab und gibt immer wieder Eltern, die der Meinung sind, ihre Kinder müßten Fleisch essen. Der Zwang, gegen die innere, natürliche Abneigung zu handeln, bewirkt, daß im Kind etwas schmerzhaft im dazugehörigen Organ erscheint. So sagen Eltern oft: »Schrei nicht so laut ... es tut mir in den Ohren weh!«, aber die Musik in einigen Lautstärken höher schmerzt sie nicht. Wir sollten uns einmal bemühen, uns selber eingehend zu ergründen, und vielleicht erinnern wir uns dann an die eigene Kindheit zurück.

Ein kleines Mädchen kam zu einem Geschwisterpaar zu Besuch und durfte die Nacht bei ihnen verbringen. Es wurde eine sehr turbulente Zeit mit vielem Gekicher und einer Kissenschlacht. Zu sehr später Stunde erlaubte sich die Mutter, dem irren Treiben ein Ende zu machen, was nicht ohne Gegenaktionen blieb, woraufhin die Mutter noch bestimmter wurde. Am nächsten Morgen hatten zwei der Kinder Ohrenschmerzen, die allerdings nach einigen Stunden wieder verschwanden!

Ob Klein oder Groß, ob Jung oder Alt, schwerhörig waren wir alle einmal oder werden es mit zunehmendem Alter. Man überhört so einiges, nimmt nur noch das wahr, was man hören will. Ein langsamer Prozeß der Unbeweglichkeit, der Starrheit, Sturheit, Steifheit setzt ein, der bis hin zur absoluten Schwerhörigkeit führen kann.

So kann es auch bis zur einseitigen Innenohrschwerhörigkeit führen, zum Hörsturz, der sich durch Fehlverhalten zur totalen Taubheit entwickeln kann.

Ein älterer Mensch sollte sich nicht vergraben in seiner eigenen Welt, er sollte jede Chance ergreifen, um aktiv am Weltgeschehen teilzunehmen, damit sich die Natur regenerieren kann. Solange er nur auf das Chaos der Weltgeschichte blickt, wird er sich dem Lebensimpuls der Natur nicht öffnen können.

Dieser Lernprozeß ist für einen jungen Menschen genau so gültig. Das »Er-wach-sen«-Werden ist nicht leicht, und so gibt es auch viele, die ihre Kinderschuhe nicht ausziehen wollen.

Erwachsen-Werden aber heißt: erwachen – wie es im Märchen von Dornröschen so schön dargestellt wird: Aus dem Dahindämmern aufwachen und erkennen, um mit der Schönheit des Lebens und der Liebe in Einklang zu gelangen.

Erwachsen sein heißt: sich seines wahren Seins bewußt werden, sich seines wahren Seins bewußt sein. Sind wir das immer in der Welt der Erwachsenen?

Durch die Kraft der Liebe lernen wir die schönen Seiten des Lebens kennen, dadurch nehmen wir Dinge wahr, die uns vorher verschlossen schienen: Das Rauschen des Wassers, des Regens, das Raunen des Windes, der Luft, der Natur.

Auch unser Körper läßt uns Regungen verständlicher wahrnehmen, wenn wir nach innen lauschen: Unseren Herzschlag, unseren Puls, unser Blut, alles ist von einem geheimnisvollen Klang erfüllt, wenn wir nur lernen zu lauschen!

Der Körper, jedes Organ, sogar jede Zelle Deines Körpers kann Dir seine Geschichte erzählen, wenn Du Deine Ohren nach innen geöffnet hast.

Höre auf die Stimme Deines Herzens, sie lenkt Deine Wege, lerne auf sie zu lauschen und folge den Gesetzen des Lebens!

Betrachten wir einige Sprichwörter: *Wer nicht hören will, muß fühlen. Es ist so still, daß man das Gras wachsen hört. Jemandem Gehör schenken. Für jeden ein offenes Ohr haben. Leih mir dein Ohr. Auf taube Ohren stoßen. Hast Du einen kleinen Mann im Ohr? Setz mir keinen Floh ins Ohr.*

Es ist ein richtiger Ohrwurm. Mir klingen die Ohren. Über-
hören – Weghören – Zuhören – Gehorchen.

Das Ohr und seine geistige Entsprechung:

* Im blockierten Zustand:
  Ungehorsam, nicht hören wollen – Sturheit; Ich will
  nicht.

* Im positiven Sinn:
  Hören, Wahrnehmen, Annehmen, Wahrnehmungsfähig-
  keit der inneren Stimme.
  Worin bestehen meine Schwierigkeiten?
  Ich bin bereit, sie zu entdecken und zu verändern!

* Positive Affirmationen:
  Ich öffne mich, damit ich meine innere Stimme hören
  kann.
  Ich gehorche meinem Schöpfer, dem Licht der Liebe, die
  niemals irrt.

31
Der Rücken (Nacken, Schultern)

Die sichtbare Haltung des Menschen erzählt seine Geschichte. Die Haltung des Kopfes, der Schultern, des Rückens.

Hinter dieser sichtbaren steht die innere Haltung eines Menschen. Hat er seinen Halt gefunden, oder trägt er leiderfüllt sein Kreuz? Sind seine Schultern nach vorne zusammengezogen, so daß er sich seiner eigenen Atmungsaktivität beraubt?

Sind seine Schultern nach oben gezogen, und muß er dadurch seinen Kopf ständig einziehen?

Ist sein Nacken hart und verspannt, so daß sich der Spannungsschmerz bis in die unteren Rückenregionen hinabzieht?

Ist sein Rücken bereits so gebeugt, daß es zu Veränderungen der Wirbelsäule geführt hat? Viele Fragen, auf die es viele Antworten gibt.

Früher gingen die Wasserträger mit einem Holzträger auf den Schultern, an denen an langen Ketten Eimer hingen, wie mit einer Waage, zum Wasserholen. Nur das Gleichgewicht des Wasserinhaltes ließ es zu, daß sie trotz der schweren Last gerade und aufrecht gingen. Das Holzjoch als Hilfe gab ihnen die Kraft zum Ausbalancieren. Heute lastet oft vieles auf unseren Schultern, vor allem, wenn wir in dem großen Irrtum verhaftet sind, man müsse alles allein tragen, ertragen, beginnen sich die Schultern zu verformen. Schultern und Nackenmuskulatur bilden viele kleine Verhärtungen in sich, und es tut weh! Wird der seelische Druck so stark, bedingt durch einseitiges Denken, das nur auf die Materie gerichtet ist, dann beginnt sich die Wirbelsäule zu deformieren und somit auch das gesamte Knochengerüst. Es kann vom Rundrücken, ein übermäßiges Hohlkreuz und einem Buckel bis hin zur Hüftverschiebung alles auftreten.

Der große Irrtum, fanatisch religiöser und kirchlicher Institutionen, der Mensch müsse sein Kreuz tragen, ließ bei vielen Menschen einen immer größer werdenden Schuldkomplex entstehen, und das verhinderte jede gedankliche Veränderung. So leben heute noch sehr viele Menschen in dem Bewußtsein, je mehr ich leide, desto näher bin ich dem Himmel.

Beginnt sich die innere Haltung auszurichten, dann beginnt sich auch der Mensch äußerlich aufzurichten. Seine Haltung wird gerader und aufrechter. Innere Aufrichtigkeit ist die Basis hierfür.

Niemand muß leiden, aber wenn jemand meint, es gehöre zu seinem Weg, dann ist es seine Entscheidung.

Wenn Du Dich mit einem Baum vergleichst, wählst Du Dir dann einen krummen, oder einen starken gerade gewachsenen?

Bist Du wie der Baum, der gerade und aufrecht auf der Erde steht, festverwurzelt in der Erde, mit einem starken Stamm und einer weitgeöffneten Baumkrone, die das Licht der Sonne dankbar in sich aufnimmt, so stehst du mit beiden Füßen, mit beiden Beinen auf der Erde, die Wirbelsäule und der Rücken sind gerade und aufrecht. Das Bewußtsein ist weit geöffnet, damit die geistige Kraft fließen kann.

Wenn wir das Gebot verstanden hätten, »ehre Deinen Vater und Deine Mutter«, dann würde es dem Körper besser gehen. Denn der Körper ist Natur, er gehört zur Mutter Erde, und er kehrt zu ihr zurück. Die geistige Kraft ist die Kraft des Vaters, des Schöpfers, der Lebenskraft, und sie kehrt zu ihm zurück.

Beginnt der Mensch in sich bewußt die Kraft der Mutter und des Vaters zu verbinden, dann begegnen sich Yin und Yang und verbinden sich zu einem Ganzen, einen gesunden harmonischen aufrechten Menschen! Niemand sollte sich zu einem Märtyrer machen, sondern jeder sollte lernen, sein Leben zu meistern, damit sein Kreuz zum Sieg des Körperbewußtseins wird und er seine Gedanken und Gefühle beherrscht. Der erste Sieg über seine Körpermaterie läßt ihn in einem Lichtkreuz erscheinen, so wie die Darstellung des altägyptischen Anks.

Betrachten wir einige Sprichwörter: *Auf seinen Schultern lastet die Welt. Deine Schultern sind breit genug, um es zu tragen. Ein Nacken wie ein Stier. Schöner Rücken kann auch entzücken. Sie haben schon viele Jahre auf dem Bukkel.*

Der Rücken und seine geistige Entsprechung

* Im blockierten Zustand:
  Schultern: Schuldkomplexe, sich erdrückt fühlen, unter der Last des Alltags zusammenbrechen, bedrückt sein.
  Nacken: Ver-spannt sein
  Rücken: Unausgeglichene Verhältnisse

* Im positiven Sinn:
  Schultern: Hohe Belastbarkeit, Balance, Kräfteausgleich zwischen Geist und Materie.
  Nacken: Spannungsausgleich
  Rücken: Aufrichtigkeit, Handeln, Denken und Fühlen im Einklang.
  Wo liegen meine Schwierigkeiten?
  Ich suche meine versteckten Fehlhaltungen und korrigiere sie!

* Positive Affirmationen:
  Mein Körper ist schön und voller Lebenskraft, es gibt nichts, was ihn belasten könnte, denn ich fühle mich frei.

Körper, Geist und Seele sind meine Einheit.
Ich fühle mich eins mit dem Kosmos.

32
Die Schilddrüse – Die Neben-schilddrüse

Die Funktion der Schilddrüse ist weitgehend bekannt. Sie ist unser »Jodhersteller«. Sie kommt besonders ins Gerede, wenn der Stoffwechselbereich gestört ist und wenn der »Wechsel« eintritt, der bei der Frau meist viel intensiver betrachtet wird als beim Mann. Die Schilddrüse ist überwiegend abhängig von der Information der Hypophyse.

Störungen im Bereich der Schilddrüse sind:

Überfunktion, Unterfunktion und Kropfbildung. Die Schild-Drüse sollte ihrem Namen entsprechend verstanden werden. Ein Schild bedeutet Schutz, Geborgenheit. Die Schilddrüse besteht aus zwei lappenartigen Gebilden, die schützend den Kehlkopf umgeben, das heißt: schildartig auf dem Kehlkopf liegen.

Ist eine Funktionsstörung dadurch spürbar, daß sich ständig Gereiztheit und Übererregbarkeit melden, ein Druck im Kehlbereich, übermäßiges Schwitzen oder verstärktes unbegründetes Herzklopfen auftreten, so können dies bereits Hinweise einer Überfunktion sein.

Erstaunlich, wie die Reaktionen der Menschen sind, die sich im »Wechsel« befinden, denn sie wechseln ja wirklich. Der Hormonhaushalt verändert sich, und sie müssen sich mit Zuständen auseinandersetzen, die sie bisher nicht kannten. Das kann manches Mal in einen extremen Zustand ausarten, den man ohne Hilfe von außen fast nicht mehr bezwingen kann. Ausgeglichenheit wäre die Stärke der Schilddrüse. Aber woher diese nehmen, wenn die Erfahrung der Ausgeglichenheit noch nicht eingeübt ist?

Eine Unterfunktion ist zu verspüren, wenn sich eine gewisse Trägheit eingeschlichen hat. Müdigkeit, Unlust, Störungen im Stoffwechselbereich und ein ständiges »Ich mag nicht« können darauf schließen lassen.

Eine Wucherung des Schilddrüsen-Gewebe läßt einen Kropf sichtbar werden. Es ist wichtig, daß der Jodhaushalt stimmt. Es ist genau so wichtig, daß die Beziehung zum Körper stimmt, und es ist wichtig, daß die Hormonsteuerung ausgeglichen wird und im Gleichmaß funktioniert und daß das Verhältnis der Mineralsalze stimmt. Und daß Gefühl, Gedanke und Handlung übereinstimmen!

Die Nebenschilddrüsen, und davon haben wir vier, befinden sich an der Hinterseite der Schilddrüse. Vier kleine linsenartige Gebilde haben die Aufgabe der Hormonbildung. Damit der Calciumstoffwechsel reguliert werden kann, produzieren sie ein bestimmtes Hormon: das Parathormon.

Ist hier eine Störung angezeigt, so können wir wiederum Rückschlüsse ziehen: Calcium wird benötigt, damit Festigkeit erreicht wird, zum Beispiel: in den Knochen. Die Knochen stehen für inneren Halt. Wieder befinden wir uns in der Wechselbeziehung oder in einem Hexenkessel. Denn ist der Calciumspiegel abgesunken, dann kann auch der Kreislauf zusammenbrechen. Dagegen gibt es kaum ein Zuviel an Calcium, weil der Körper das Calcium umwandelt, abbaut oder ausscheidet.

Die Schilddrüse und ihre geistige Entsprechung

* Im blockierten Zustand:
  Depression, verzerrtes Wahrnehmungsvermögen, Hoffnungslosigkeit, Trägheit/Übererregbarkeit, Gereiztheit.

* Im positiven Sinn:
  Leichtigkeit, Beschwingtheit, Vertrauen und Schutz.
  Wo liegen meine Schwierigkeiten?

* Positive Affirmationen:
  *Ich vertraue auf meinen göttlichen Schutz und gehe be-
  schwingt mit Liebe im Herzen in den Alltag.*

33
Die Thymusdrüse

Gerade die Thymusdrüse wurde so lange Zeit stiefmütterlich behandelt. Man war der Auffassung, daß sie nach der Pubertätszeit langsam verkümmere – welch ein Irrtum!

Denn gerade sie ist dafür zuständig, daß die Lebensenergie im Menschen fließen kann. Sie hat eine spezielle Aufgabe im Lymphbereich übernommen: die Herstellung der T-Lymphozyten, die für das Immunsystem besonders wichtig sind. Die Thymusdrüse stellt in unserem Gemüts- und Energiehaushalt einen Stimmungsregler dar. (Thymos = griech. = Stimmung).

Ist unsere Stimmung auf Null, dann fühlen wir uns niedergeschlagen und bedrückt. Wir sind dann auch anfälliger für Einwirkungen von außen, sei es ein Wort, durch das wir uns angegriffen oder verletzt fühlen, sei es eine Infektion, ein Virus oder eine Unachtsamkeit anderer Art, wie zum Beispiel ein Ausrutscher mit Folgen, ein Bruch. Unser Stimmungsbarometer ist manches Mal alles andere als ausgeglichen!

Ausgeglichene harmonische Menschen, die ihre Energie nicht nur durch körperliche Aktivität zum Ausdruck bringen, sondern einen Ausgleich in der geistigen Aktivität finden, lassen ihren inneren Zustand nach außen sichtbar erkennen. Hiermit ist nicht die geistige Aktivität einer politischen Auseinandersetzung gemeint, sondern jene, durch die man sich seiner selbst bewußt wird. Naturverbundene Menschen sind in ihrer Ursprünglichkeit der Lebensaktivität, in ihrem normalen Verhältnis zur Natur, zum Leben, körperlich wesentlich stabiler. Je mehr Zivilisation, je mehr Sterilität wir um uns haben, um so mehr entfernen wir uns von der natürlichen Situation, Natur und Körper als Einheit zu betrachten.

Aus diesem Grunde brauchen wir uns auch nicht zu wundern, daß gerade diese Symptome der Stauungen zunehmen. Lebensenergie ist da, um zu fließen. Wenn sie zurückgehalten wird, gibt es Stauungen.

Halten wir das Natürlichste zurück und lassen aus Mut Furcht, aus Liebe Haß werden, so wird es Veränderungen im Energiefeld des Körpers geben – innen wie außen.

Je mehr der Mensch in das entgegengesetzte System der eigenen Gefangenschaft fällt, je unfreier er denkt und fühlt, um so bedrückender wird sein Gesundheitszustand.

Denn wo Glauben und Vertrauen entstehen, werden sich Wissen, Weisheit und Stärke einstellen. Die wahre Erkenntnis lenkt Dich zum Licht. Die Energie Deines Lebens drängt Dich, einen Weg zu suchen, um zum Licht zu gelangen. Denn Liebe heißt Leben, Leben heißt Licht. Das Licht ist in allem Leben physisch sowie geistig zu finden. Lieben heißt vergeben, Vertrauen und Mut, Zuversicht und Dankbarkeit für das Instrument Körper, für das Leben!

Erhebe nicht nur Deine Stimme, sondern laß die Stimmung Deiner Freude zum Ausdruck gelangen. Solange der Mensch lebt, ist seine Thymusdrüse aktiv. Sie liegt zwischen Herz und Gehirn, Gefühl und Gedanken. Verbinde beides, und die Aktivität der Thymusdrüse nimmt zu!

Die Thymusdrüse und ihre geistige Entsprechung:

* Im blockierten Zustand:
  Energiestau, Haß, Neid, Gier, Angst, Furcht.

* Im positiven Sinn:
  Mut, Zuversicht, aktive Lebenskraft, Vitalität, Liebe, Leben, Licht.
  Wo liegt mein Fehlverhalten?
  Ich bin ehrlich genug, meine Fehler einzugestehen!

* Positive Affirmationen:
  Ich lebe und erlebe mich selber voller Zuversicht und fühle, wie Vitalität jede Zelle meines Körpers aufbaut. Ich danke für die Schöpferkraft.

34

Die Wirbelsäule (Das Rücken-
mark, die Bandscheiben)

Die Wirbelsäule ist eine Säule aus Einzelwirbeln, die das tragende Fundament für den gesamten Knochenbau darstellt. Denn an ihr beziehungsweise mit ihr ist unser ganzes Knochengerüst verbunden.

Der Kopf wird getragen vom ersten großen Halswirbel, der breiter ist als die anderen, denn die ganze Last ruht auf ihm, dem sogenannten Atlas. Vielleicht erinnern wir uns an die griechische Mythologie: Atlas trug die Erdkugel in der Nackenmulde, zwischen Kopf und Schultern.

Diese Wirbelsäule, das »Weh« und »Ach« so vieler Menschen, besteht aus 33 Wirbeln, 7 Halswirbeln, 12 Brustwirbeln, 5 Lendenwirbeln, 5 Kreuzbeinwirbeln und 4 Steißbeinwirbeln.

Die 5 Kreuzbeinwirbel sind zu einem Segment verschmolzen, an welches die 4 verkümmerten Steißbeinwirbel anschließen.

Zwischen den einzelnen Wirbeln liegen die uns so bekannten Bandscheiben.

Sie wirken wie kleine Stoßdämpfer zwischen den einzelnen Wirbeln und haben die bemerkenswerte Fähigkeit, sich in Phasen der Ruhigstellung des Körpers, im Schlaf, zu regenerieren.

Befinden sich in uns Belastungszonen, egal ob mental, emotional oder handlungsmäßig, so drücken sie sich eindeutig in der Wirbelsäulenhaltung und der entsprechenden Schmerzsituation aus.

So gesehen sind Bandscheibenvorfälle immer identisch

mit dem inneren Vorfall. Eine sehr schmerzliche Erfahrung, die, wenn sie nicht von dem bewußten Erfahren »woher«, »warum«, »weshalb?«, gelöst werden kann, nur durch operative Eingriffe zu beheben sind.

Beginnt aber der Mensch tiefer nach dem Sinn seines Daseins zu forschen, und beschäftigt er sich nicht nur mit der äußeren sichtbaren Form, der Materie, dann beginnt er vielleicht die Zusammenhänge zu entdecken, die sich speziell in seinem Körperraum vollziehen. Nur durch das Entdecken, Verstehen, Erkennen, Begreifen und Umsetzen können sich die Zustände verändern. Solange es uns möglich ist, den Körper zu erhalten, sollten wir nach Möglichkeiten suchen, um ihm zu helfen, die körpereigenen Aufbaukräfte zu mobilisieren.

Niemand braucht sich über einen vernebelten Zustand der Sinne, der Wahrnehmungsfähigkeit zu wundern, wenn er sich berauscht. Sei es mit Genußmitteln, mit Drogen oder dergleichen mehr. Ein »Zuviel«, egal welcher Art, wird immer Überreaktionen zeigen.

Überarbeitung, Überanstrengung, Übernächtigung, – Überhören, Übersehen und Übertretungen führen zur Überlastung.

Sind die Sicherungen in einem Haus auch alle ordnungsgemäß angebracht und eingestellt, so gibt es, wenn wir für einen Raum die angegebenen Sicherungswerte überschreiten, einen Kurzschluß, und die Sicherung springt heraus.

Zum Glück können wir dort schneller Ersatz einbringen, als in unserem Körper. Dieser Vergleich könnte Aufschluß geben über die ursprünglichen Fehlinformationen, die wir in unseren Körper eingeschleust haben, wo wir überzogen haben.

Ein »es ist zu spät« gibt es nicht. Korrigieren können wir immer – verdeutlichen soll dies ein Beispiel:

Ein junges Mädchen bereitet sich auf ihre Abschlußprüfung vor. Sein ganzes Denken und Fühlen dreht sich nur noch um die Prüfung. Dieser Druck lastet sehr auf seinem ganzen Wesen. Durch nichts ist es abzulenken. Es versteift sich immer mehr auf den Druck und kommt den Tränen immer näher, die sich wie durch ein Überdruckventil lösen möchten. Der Körper beginnt innerhalb sehr kurzer Zeit zu reagieren. Schmerzen des Rückens treten immer stärker auf. Die Wirbelsäule beginnt sich in der Region der Lendenwirbelsäule zu melden. Beschwerden in den Füßen und Beinen beginnen sich bemerkbar zu machen. Die rechte Hüfte schmerzt. Es wird unerträglich, und zu seinem Entsetzen stellt das Mädchen bei der Betrachtung im Spiegel fest, daß es schiefe Hüften hat. Auch die Kopfschmerzen lassen nicht auf sich warten. Der Nacken wird zunehmend verspannter. Daraufhin geht das Mädchen zum Arzt.

Die Diagnose war nicht erfreulich – Bestrahlungen, Fango, Massagen und Spritzen waren die Folge.

Die Prüfung rückte immer näher, und plötzlich kam dem Mädchen der glorreiche Einfall: Jetzt ist Schluß mit dem Streß, ich mach' mich ja selber fertig! Eine großartige Erkenntnis.

Ich überlasse es dem Leser, zu entscheiden, was geholfen hat! Die Prüfung wurde blendend bestanden. Die Behandlung beim Arzt war vorbei, da fiel ihr Blick wieder in den Spiegel. Die Haltung der Hüfte war besser geworden, und sie stellte fest: »Ich habe seit Tagen keine Schmerzen mehr!«

Der Körper signalisiert die Einseitigkeit im Denken und Handeln sehr genau, und wir können lernen, damit umzugehen.

Der große Mittler zwischen unserem Computer, dem Gehirn, und dem Körper ist das Rückenmark.

Man könnte es mit einem feinnervigen Sensoren-Netz vergleichen. Dieses Rückenmark wird gut beschützt, und es darf nicht verletzt werden: Es liegt eingebettet im sogenannten Rückenmarkskanal, es ist der Kanal für die Lebenskraft.

Diese Lebenskraft, die uns befähigt zu sein, ist von Natur aus in einem ständigen Fluß, in Bewegung, in Aktivität.

Gibt es eine Einschränkung dieser Aktivität, die zugleich auch Evolution, Entwicklung darstellt, so führt dies zu argen Körperfunktionsstörungen.

Die Ausflüchte, die gesucht werden, um dann als Ursache des Schmerzes angegeben werden zu können, sind faszinierend: Es ist der Stuhl, das Bett, die Operation, der Vorfall und so weiter – aber in uns ist etwas vorgefallen; wir sind innerlich gestolpert – über unsere eigenen kleinen Fußangeln!

Die Bandscheiben verbinden die Wirbel miteinander. Wären wir auch so verbindend, verbindlich mit unserer Umwelt, dann würden sich schöne, aber keine schmerzhaften Vorfälle ereignen. Die innere Elastizität könnte sich in der Beweglichkeit zum Ausdruck bringen, und nur wer innerlich verklemmt ist, dem wird sich in seiner Körperhaltung, vom Scheitel bis zur Sohle, die Verklemmung mitteilen!

Je anpassungsfähiger und beweglicher wir geistig sind, um so gelenkiger und beweglicher ist auch der Körper. Und das hat nichts mit dem Alter zu tun, denn ich habe schon achtzigjährige Menschen kennengelernt, die mit Schwung und Lebensfreude und mit geistiger Wachsamkeit ihre Umgebung erfreuten, und ein Mensch von Zwanzig fühlt und bewegt sich manchmal, als wäre er schon Hundert! So gibt es viele Hilfsbrücken, um die innere und somit auch die äußere Haltung zu verbessern: Bewegen und Atmen.

Finde den Halt in Dir, werde ein Mensch, der bewußt sein Leben in beide Hände nimmt, und beschäftige Dich mit der Botschaft, die Dir Dein Körper gibt, geh Deinem Geheimnis auf den Grund!

Die Wirbelsäule und ihre geistige Entsprechung

* Im blockierten Zustand:
  Verkrümmung, Verzerrung von Gedanken und Gefühlen, Einschränkung, geistige Unbeweglichkeit.

Rückenmark: Lähmung, Blockaden, Haltlosigkeit.
Bandscheiben: Verklemmungen, Vorfälle, man fühlt sich
nicht angenommen, nicht unter- und gestützt.

* Im positiven Sinn:
  Halt, tragende Kraft, Ausrichtung, Aufrichtigkeit.
  Rückenmark: Lebenskraft, Stärke, innerer Halt.
  Bandscheiben: Verbindlichkeit, Elastizität, Flexibilität.
  Wo liegen meine Schwierigkeiten? Ich erkenne und ver-
  ändere sie.

* Positive Affirmationen:
  *Ich fühle mich getragen vom Licht, das meine Wirbel-
  säule durchströmt und mich aus- und aufrichtet.
  Die Kraft des göttlichen »ICH BIN« trägt mich durch mein
  Leben.
  Die Kraft meiner göttlichen Gegenwart erfüllt meinen
  Körper, meine Gedanken, Gefühle, Handlungen und
  mein ganzes Wesen.
  Ich bin verbindlich zu allen.
  Ich fühle mich verbunden mit jedem Menschen, jedem
  Tier, jeder Pflanze, mit dem Kosmos und mit der Erde.*

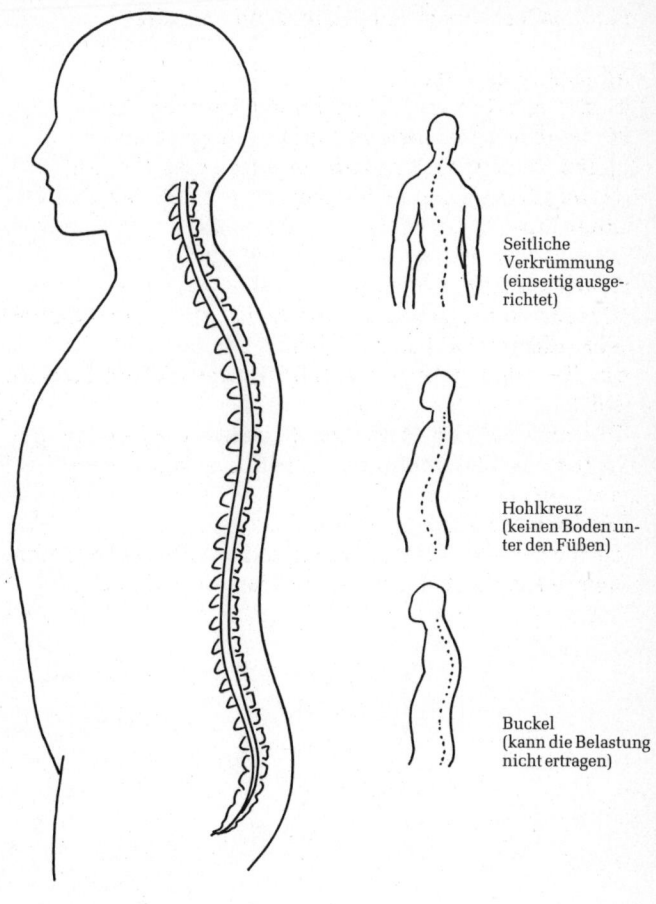

Seitliche
Verkrümmung
(einseitig ausge-
richtet)

Hohlkreuz
(keinen Boden un-
ter den Füßen)

Buckel
(kann die Belastung
nicht ertragen)

Normale Wirbelsäule

Abb. 5: Die Wirbelsäule und ihre geistige Entsprechung

35
Die Zähne

Unsere Zähne bereiten uns im Laufe unseres Lebens sehr oft größere Schwierigkeiten. Bekommen wir die ersten Zähne, geschieht dies unter Schmerzen. Verlieren wir sie, so tut es uns weh, denn wer gibt schon gerne und freiwillig etwas her? Bekommen wir die zweiten Zähne, ergeben sich auch oft Komplikationen, weil Verformungen des Kiefers auftreten, und beim Verlust der zweiten Zähne wird oft hart gekämpft – und dieser Kampf erfüllt so manches Leben.

Unsere Zähne zermahlen unsere Nahrung, wenn wir ihnen die Möglichkeit dazu geben und nicht alles wie bei einem Stehimbiß hinunterschlingen.

Sie sind dazu da, den Magen und die Stoffwechselorgane zu entlasten, indem sie die Speisen gut zerkleinern und zermalmen, also eine »Vorverdauung« vornehmen.

Menschen, die Schwierigkeiten mit ihren Zähnen haben, finden nicht den richtigen Zugang zur Lösung ihrer Probleme. Sie machen sich selber fix und fertig, bewältigen aber nicht ihre vorhandene Situation, sondern schlucken sie unverdaut hinunter und beginnen wie ein Wiederkäuer darauf herumzubeißen.

Dabei kann sich eine sehr starke Aggression entwickeln, und diese Menschen werden von ihrer Umwelt gern als bissig bezeichnet – mit Haaren auf den Zähnen. Die hinuntergewürgten Probleme liegen ihnen schwer und unverarbeitet im Magen und rufen Verstimmungen mit allen möglichen Begleiterscheinungen hervor: Leichte Magenverstimmungen bis hin zum Magengeschwür, Stoffwechselstörungen bis hin zum Durchfall können die Folge sein.

Deshalb heißt es auch: »Gut gekaut, ist halb verdaut.«

Für die Erhaltung der Zähne sowie für ihre Pflege müssen wir notwendigerweise etwas Zeit aufbringen.

Denn es ist keine Kunst, zahnlos zu werden, aber es ist eine Kunst, die Zähne zu erhalten! Die sogenannten Zivilisationsschäden gehen leider nicht spurlos an uns vorüber. Und ein hoher Prozentsatz von Leuten im Alter zwischen 30 und 40 Jahren trägt bereits Zahnprothesen, weil sie oft eine harte Nuß zu knacken haben und sich dabei die Zähne ausbeißen.

Die unverarbeiteten Situationen setzen sich dermaßen fest, daß ein nächtliches Zähneknirschen zu einem schmerzhaften Erwachen führen kann.

Dagegen haben Naturvölker diese Schwierigkeiten noch nicht, denn die Sucht nach »mehr« hat sie noch nicht überrollt. Sie haben trotz aller Probleme, ihrer einfachen Lebensweise und Ernährung, »Perlen im Mund«.

Auf Zahnfüllungen reagieren Menschen sehr unterschiedlich. Besonders Amalgamfüllungen führen zu Gesundheitsstörungen und zu Störfeldern.

Alles, was Du siehst, hörst oder liest, prüfe und behalte das, was Deinem momentanen Bewußtsein entspricht. Versuche nicht, die Sterne vom Himmel zu holen, wenn Du keine Leiter hast, an der Du Dich festhalten kannst.

Betrachten wir einige Sprichwörter: *Jedes Kind kostet einen Zahn. Steiler Zahn. Daran kannst Du Dir die Zähne ausbeißen. Bißgurke.*

Die Zähne und ihre geistige Entsprechung

* Im blockierten Zustand:
  Aggression, bissiges Verhalten, verbissen und hart sein.

* Im positiven Sinn:
  Vorverdauung, dessen, was ich zu mir nehme; Vorbereitung und Verarbeitung.

Wo liegen meine Schwierigkeiten?

* Positive Affirmationen:
  Ich bin sanft und liebenswürdig und freundlich.
  Alles, was ich an Nahrung zu mir nehme, geistig oder
  physisch, verarbeite ich langsam und bewußt.

36
Die Zunge

Die Zunge gehört zu den kostbaren Werkzeugen, die wir besitzen, denn ohne Zunge gäbe es keine Sprache und keinen Geschmack.

Einem Koch, der sich seine Zunge verbrannt hat, dem fällt es schwer, die Suppe richtig abzuschmecken. Und sollte er sie versalzen haben, so darf er sie selber wieder auslöffeln!

Manch einer hat das »Herz auf der Zunge«, dadurch spricht er Dinge aus, die er vielleicht noch für sich hätte behalten sollen. Bei den Indianern war unehrliches Verhalten unehrenhaft, und es hieß: »Er spricht mit gespaltener Zunge.«

Betrachten wir einige Sprichwörter: *Es liegt mir auf der Zunge. Zügle Deine Zunge. Ich hätte mir beinahe die Zunge verbrannt. Das Herz auf der Zunge tragen.*

Die Zunge und die geistige Entsprechung

* Im blockierten Zustand:
  Wie beim Mund und Geschwätzigkeit, Unehrlichkeit, Auflehnung.

* Im positiven Sinn:
  Werkzeug und Mittler für die Wahrheit.
  Wo liegen meine Schwierigkeiten?

* Positive Affirmationen:
  Ich bin experimentierfreudig, um zu erfahren, wie die in mir schlummernden Kräfte arbeiten.

Teil III

Lösungsansätze

1
Die Heilkraft liegt in Dir

Jetzt wissen wir einiges über die Sprache unseres Körpers – sie trägt das weise Gesetz der Heilkraft in sich. Wenn wir uns verbrennen oder in den Finger schneiden, dann beginnt die Natur sofort, ohne äußeres Zutun die Selbstheilungskräfte zu aktivieren, und die Wunde heilt ab, meist ohne Narbenbildung, vorausgesetzt, daß man diese Wunde noch als kleine Verletzung bezeichnen kann. Was sich bei diesem Vorgang abspielt, können wir getrost als kleines Wunder bezeichnen, ein Wunder, an dem wir ganz selbstverständlich teilhaben.

Etwas Wunderbares liegt in jeder einzelnen Körperzelle: Es ist das Mysterium des Lebens, der Schöpfung. Alle Zellen in einem Organ, zusammen gesehen nennt man sie Zellverband, tragen den selben Grundplan in sich, das Organ zu bilden, es darzustellen und ihm zu seiner Funktion zu verhelfen, eine vollkommene Gesundheit zum Ausdruck zu bringen und letztlich eine heile Welt innerhalb des Organs und des Körpers zu offenbaren.

Würde es dem Menschen gelingen, wenn er sich krank fühlt, seine Aufmerksamkeit auf das Vollkommenheitsbild seines innersten Zustandes zu lenken, dann könnte die Zelle über den gedanklichen und gefühlsmäßigen Impuls, dem ursprünglichen gesunden Zustand folgen. Diese Gesetzmäßigkeit ist eine weise Einrichtung der Schöpfung, und jede Materie folgt diesem Plan. Worauf Du Deine Aufmerksamkeit richtest, zu dem wirst Du! – Wie willst Du werden, wie willst Du Dich fühlen? Die Entscheidung liegt bei Dir, niemand nimmt sie Dir ab, und niemand löst Deine Probleme, die Du mit Deinem Körper hast – deshalb lerne, die heilenden Kräfte in Deinem Körper wiederzuentdecken. Erkenne Dich selbst im Spiel Deines Lebens, damit Du jede Minute sinnvoll erleben kannst, mit offenem Herzen, wachem Bewußtsein und wachsamen Sinnen. Damit Du sagen kannst: »Ich bin mir bewußt.«

Alles liegt in Dir, wie ein verborgener Schatz, mit einer Fülle, die Dein Leben verändern kann. Wenn Du beginnst, diesen Schatz zu heben, kannst Du viele Überraschungen erleben, denn dann begegnest Du Dir selbst. Du wirst unterschiedliche Erfahrungen sammeln, schöne und erhebende, die Dich freudig stimmen, und weniger schöne, weniger erbauliche, die Dich traurig machen. Beides gehört zu Dir: Dein Licht und auch Dein kleiner Schatten, der Dich begleitet. Geh Dir mutig selber entgegen, wage diesen Schritt und dringe hinein in Deine eigene Welt, denn sie steckt voller Wunder. Begib Dich auf die Suche, ergründe, erfahre und erlebe Dich, und wenn Dich etwas stört, verändere Dich. Verändere Dich, wenn Du etwas findest, das korrigiert werden sollte, und halte an dem fest, das Du als wahr erkannt hast.

Tief in Dir liegt ein großes Geheimnis, in welchem Du alle Offenbarungen finden kannst, die Du für Dich, für Deine Gesundheit benötigst. Nimm all das, was aus Deinen Tiefen emporsteigt, egal, wie es aussehen mag, zur Kenntnis, nimm es liebevoll wahr und ordne es. Und sei Dir bewußt, daß alles, was zu Dir gehört, alle Gedanken, Gefühle, Worte und Handlungen, Wünsche, Träume und Sehnsüchte wunderbar und liebenswert sind. Lerne, loszulassen, zu atmen zu entspannen. Lasse alles los, was Dich auf Deinem Weg der Selbstfindung hindert, all die Dinge, die schon Kriege heraufbeschworen haben, nämlich Neid, Haß, Gier, Ärger, Zorn, Furcht und negative Gefühle aller Art. Wenn Du diese Eigenschaften nicht losläßt, dann schlagen sie sich in Deinem Körper nieder: Du fühlst Dich dann nieder-geschlagen und krank. Die Folgen sind Verspannungen, Verkrampfungen und gestörte Organfunktionen. Versuche Dich von Deinen negativen Gedankenmustern zu trennen, indem Du versuchst, Deine Ängste durch Vertrauen und Deine Furcht durch Zuversicht zu ersetzen. Und lasse in Dir positive Gedanken und Gefühle entstehen, wie zum Beispiel: *Ich freue mich, dem heutigen Tag zu begegnen, denn er stellt eine neue Lernmöglichkeit für mich dar. – Ich bin froh, meiner Familie sagen zu können, daß ich sie liebe. – Ich bin glücklich, daß ich einen gesunden Körper habe.* Unseren Körper pflegen wir durch die reinigende Kraft des Wassers, aber auch unsere Seele braucht eine angemessene Pflege, zum Beispiel durch Harmonie, Freude am Leben und durch Zufriedenheit.

Beginne Deinen Weg der Wandlung im Hier und Jetzt. Ein: »Morgen fange ich an«, gibt es nicht. Beginne Deine Wandlung in diesem Augenblick, denn er ist nicht wiederholbar. Wenn Du eine heile Welt in Dir herstellen willst, müssen Körper, Geist und Seele in Einheit sein. Begrenze Dich nicht durch Deine Gedanken, sondern werde frei und erkenne die Unerschöpflichkeit des Geistes. Wer aufrichtig nach Möglichkeiten sucht, heil zu werden, wird seinen Weg finden. Es gibt viele Möglichkeiten, die zum Ziel führen. Um Dir viele Umwege zu ersparen, zeige ich sieben Schritte, die Dir helfen, Dich zur Gesundheit führen.

2
Sieben Schritte zur Gesundheit

Erster Schritt: *Entspanne Deinen Körper*
Entspanne Deinen Körper, Deine Organe, Deine Muskeln,
Deine Nerven, laß Deinen Atem ruhig und bedächtig ein-
und ausströmen, entlaste Deinen Körper, laß ihn ohne Anspannung, ohne Spannung, laß los und erfühle Dich.

Spüre den Zustand Deines Körpers und erfühle, wo noch
Anspannung oder Verspannung vorhanden ist.

Fühle nur Deinen Körper, er ist entspannt und gelöst.

Bejahe: *Ich bin entspannt*

Zweiter Schritt: *Entspanne Deine Gedanken und Gefühle*
Atme ruhig und gleichmäßig, laß den Alltag an Dir vorüberziehen. Bilder beginnen sich wie auf einem inneren Bildschirm zu formen, Tagesgeschehen, Szenen, Farben beginnen zu wandeln. Der Alltag zieht vorüber, immer gelassener
kannst Du dem Geschehen zusehen, bis Du Dich unbeteiligt
fühlst, die aufsteigenden Bilder berühren Dich nicht mehr.
Ebenso steigen beim Betrachten der Geschehnisse die damit
verbundenen Gefühle auf. Laß auch sie vorüberziehen, an-
genehme sowie unangenehme Gefühlswogen rauschen vorbei, laß sie vorüberziehen wie Wolken im Wind, schenke
ihnen keinerlei Aufmerksamkeit mehr. Gedanken und Gefühle werden nicht mehr bewertet ... nichts berührt Dich,
nichts stört Dich. Sei gelassen, unbeteiligt, erfühle Dich
wieder ohne Spannung, ohne Einengung, ohne gedankliche
oder gefühlsmäßige Begrenzung.

Bejahe: *Ich fühle mich frei*

Dritter Schritt: *Atme bewußt*
Der Atem fließt langsam, ruhig und schön gleichmäßig ein und aus, wie ein versorgender Energiestrom durchzieht er den Körper, wenn Dein Atem bewußt von Dir aufgenommen wird. Im Bewußten erlebst Du die Energie, die durch den Atem den Körper erfüllt. In dem Maße, wie du ihn strömen läßt, kann er sich wie eine Woge, eine Energiewelle, im Körperraum ausbreiten.

Atme hinein in Deinen Körper, atme und stell es Dir vor, wie bei jedem Einatmen eine versorgende Kraft wie eine weiße Woge in Dich einströmt, wie sich diese weiße Woge im Körper ausdehnt und wie beim Ausatmen alles, was Dich schwach erscheinen läßt, aus Deinem Körper strömt.

Atme hinein in jedes Organ, in jedes Körperteil, in Deine Füße, in jede Zelle und fühle, wie Ruhe, Ausgeglichenheit, Wärme und Kraft zugleich Deinen Körper erfüllen...

Bejahe: *Ich fühle die Aufladung durch die Kraft des Atems, mein Körper ist entspannt, meine Gedanken und Gefühle sind gelöst, mein Atem trägt Ruhe und Ordnung in mein Dasein.*

Vierter Schritt: *Nimm Dich an, so wie Du bist*
»Liebe Deinen Nächsten wie dich selbst!« Liebe Deinen Körper, Deine Gestalt. Deine Wesensart... Deine Dir momentan entsprechende Ausdrucksform! Nimm sie an, nimm Dich an. Um diesen Körper lieben zu können, mußt Du ihn annehmen können, geh sanft und liebevoll mit ihm um wie mit einem Partner, denn Dein Körper ist Dein wichtigster Partner. Halte Ordnung in ihm, pflege ihn, behüte ihn und liebe ihn. Denn nur durch Deinen Körper kannst Du Dich in Deiner Welt zum Ausdruck bringen, darum ist er wichtig. Du trägst die Verantwortung für das Instrument, damit sich die Kraft Deines wahren Wesens offenbaren kann. Körper und Geist sind eine Einheit.

Bejahe: *Ich danke für meinen Körper, durch den sich die Liebe zum Ausdruck bringen kann, Liebe zum Leben, zum*

Partner, zum Kind, zum Tier, zur Pflanze, zur Natur, zu
Mutter Erde, zu allem Leben.

Fünfter Schritt: *Harmonisiere durch die Kraft Deines Atems
und Deiner Liebe Deinen Körper*
Atem und Liebe durchströmen Deinen Körper in der Art
und Weise wie Du sie gestaltest, bewußtes Atmen, entspannen, geschehen lassen und annehmen... die belebende
Kraft Deines Atems erreicht so jede Zelle Deines Körpers,
die heilende Kraft der Liebe trägt Gesundheit in jede Zelle
hinein, denn Liebe ist die Energie, die dem Urzustand entspricht und jegliche Materie bindet... Liebe ist Licht, ist
Energie.
    Licht durchdringt alle Schatten, reinigt und behebt alle
Unebenheiten.
    Diese Liebe ist eine übergeordnete Kraft, die aus dem
Zentrum Deines wahren Wesens kommt. Fühle Harmonie
und Stärkung, die Dir innewohnende und wirkende
Kraft...
    Bejahe: *Ich bin heil – ICH BIN.*

Sechster Schritt: *Denke und fühle positiv*
Denke und fühle das, was für Dich gut ist, wichtig ist,
erhebend ist, halte Deine Gedanken und Gefühle aufrecht,
in und auf die Schönheit gerichtet, auf das Licht gerichtet,
auf die Sonne gerichtet. Lenke Deine Gedanken und Gefühle, denn Du trägst die Verantwortung für Dich! Du be-
wertest die schöpferische Lebenskraft, die Dich erfüllt, und
läßt sie mit Deiner Wertung in Deine Umwelt hineinfluten.
Sei wachsam und lerne zu denken: »ICH BIN«, lerne zu
fühlen: »Heil... ICH BIN«. Lenke Deine Aufmerksamkeit
auf die geistige Qualität, die sich als Zustand einstellen soll.
    Bejahe: *Ich bin ein gesunder, liebenswerter, liebevoller
und schöner Mensch, für diese Erkenntnis danke ich.*

Siebter Schritt: *Identifiziere Dich mit dem Licht, mit der Liebe, mit der Schöpferkraft, mit der Quelle.*

Identifiziere Dich mit der Quelle, die alles in sich trägt, gelange zum Einklang mit Dir selbst, dann kommst Du zur Quelle, zum Vaterhaus, und erkennst die Einheit.

Werde eins, damit Du es erleben kannst in Dir und nachvollziehen kannst: Ich und der Vater sind Eins. ICH BIN ein Kind des Lichtes; ich bin ein Kind des Urewigen Einen, seine Weisheit, seine Kraft, seine Liebe, seine Gegenwart wirken in mir und durch mich, wo immer ich bin.

Bejahe: *ICH BIN durch meinen Körper. Mein Bewußtsein wirkt wie eine Kraft, die alles Leben durchströmt, die so viele Namen bekommen hat und dennoch namenlos ist, die sich aber durch die Materie offenbart, so auch durch mich, in dem Maße, wie ich es geschehen lasse.*

Allein die Übung eines Schrittes bewirkt bereits eine Veränderung im Gesundheitszustand des Menschen.

Unterstützend solltest Du Dich zu diesen geistigen Übungen mit Deinen Händen behandeln. Hast Du zum Beispiel Probleme mit Deinen Augen, dann probiere einmal folgendes aus. Lege Deine Hände sanft und liebevoll auf Deine Augen und sage Dir dazu: »Meine Hände sind meine besten ausführenden Werkzeuge, durch sie fließt meine ganze Lebensenergie.«

Richte Deine Gedanken, Deine Gefühle und Deine Vorstellungskraft auf Deine Augen und beginne mit ihnen zu sprechen: »Ich bin gesund und fühle mich frei von jeglichem Schmerz. Ich liebe meine Augen und durch diese Liebe beginnt sich der Heilungsprozeß zu aktivieren. In meinem Bewußtsein ist bereits klar, ich bin heil.«

Entsprechend abgewandelt gilt diese Übung für jeden Teil Deines Körpers.

3
Der Zellverband und sein Wirken

Das Zusammenwirken der einzelnen Zellen innerhalb eines Organs ist phantastisch! Jeder kleine Mißklang, teilt sich sofort dem Organ und letztlich dem gesamten Körper mit.

Die Zellinformation, die wie ein unsichtbarer Austausch stattfindet, ist durch die heutige Technik nicht nachzuvollziehen.

Die Versuche, die an verschiedenen biochemischen Instituten durchgeführt wurden, brachten, rein technisch gesehen, bemerkenswerte Ergebnisse zutage, die aber aus der Sicht des Schöpferischen betrachtet, bereits zur Horrorvision geworden ist. Es gelingt durch Manipulation, Gene zu verändern und neu zu züchten. Materieteilchen, Grundmoleküle lassen sich zwar wie Bausteine zusammenfügen, aber der geistig belebende, beseelende Aspekt, das Lebensprinzip, fehlt. Um den Informationsvorgang zu erforschen, hat man Zellstrukturen eines Organs in zwei verschlossene Glasbehälter gegeben, wobei die eine Kultur mit Bakterien infiziert wurde. Die Gläser wurden in einiger Entfernung zueinander aufgestellt. Nach einiger Zeit begann die nicht infizierte Zellkultur die gleichen Merkmale aufzuweisen wie die kranke! Und so muß man sich auch den Informationsfluß der einzelnen Zellen eines Organs vorstellen.

Genauso wie sich das Krankheitsbild der Zelle mitteilt, so teilt sich auch jeder Gefühlszustand mit, jeder Impuls, der zielgerichtet in ein Organ oder den Körper gesendet wird.

Die Essenz der geistigen Grundstruktur prägt sich dem Grundmolekül der Zelle auf, denn die Energiestrukturen geistiger Felder, die Schwingungs- oder Ladungszustände sind identisch!

Zum besseren Verständnis können wir die Zelle mit einem Baum und seinen Jahresringen vergleichen: Der Kern, der Zellkern, trägt die Urprägung in sich. Es ist ein vollkommenes Bild, in dem alle Zustände in Lichtschwingungspartikelchen eingelagert sind, die zugleich Verbindung mit dem Grundstoff der physischen Materie haben!

Ätherisches und physisches Kraftfeld sind immer miteinander verbunden. Ohne geistigen Grundplan, ohne geistigen Hintergrund kann sich keine Materie bilden, Geist und Materie fließen zusammen. Diese Ur-Prägung können wir als individuellen schöpferischen Lebensimpuls ansehen.

Um diesen ersten Kern schließt sich ein Ring. Er trägt den Schöpfungsmythos in sich, die Einprogrammierung aller schöpferischen Energiezustände, die zu einer Evolution benötigt werden, wie zum Beispiel: Harmonie, Frieden, Wissen, Erkenntnis, Vertrauen, Mut, Zuversicht und Liebe.

Auf der Entsprechungsebene der geistigen Grundfrequenz dieser Qualitäten, sind im physischen Zellkern Schwingungspartikelchen vorhanden, die, wenn man in sich betreffende Zustände anspricht, zum Schwingen und Klingen gebracht werden können. Augenblicklich wird die Information weitergeleitet, und eine spürbare Wahrnehmung ist im Körper zu verzeichnen. Es ist die Fülle all dessen, was als göttliche Fülle bezeichnet wird, nur den Umgang damit, den müssen wir wieder erlernen.

Ein weiterer Ring umschließt den Kern, umschließt das reine Lichtpotential. Hier beginnen die Eindrücke zu wirken, die auf der Entdeckungsreise durch die Materie gemacht werden.

Die Erfahrungen, die der Mensch durch die Entstehung und Entwicklung der Erde und durch das Durchlaufen seiner verschiedenen Evolutionsstadien gemacht hat, sind hier eingraviert. Der Anfang, der Eintritt der geistigen Natur in die Materie ist ebenso gespeichert, wie die Geschichte des jetzigen Lebens. Jede positive und negative Erfahrung legt sich dabei wie ein Mantel um die Seele.

Ein weiterer Ring umschließt diese Muster. Er beinhaltet den Grundplan für das betreffende Organ, seine Tätigkeit und Funktion. Dieser Plan zieht sich strahlenförmig bis zum äußersten Rand der Zelle.

Ein neuer Ring zeigt das Erbe der Eltern. Und der letzte Ring besteht wie ein Mantel aus dem, was im embryonalen Zustand, also in der Entwicklungsphase des neu entstehenden Lebens, von außen über die Mutter auf das neue Leben einstürmt. Dieser pränatale Zustand hat Auswirkungen ins spätere Leben.

Alles, was nicht dem zentralen Frequenzbereich des Zellkerns entspricht, führt zur Disharmonie, zu Störungen, die sich dann als Krankheit irgendwann manifestieren!

Beginnen wir aber mit den in uns vorhandenen Kräften zu arbeiten, dann beginnen sich die im Zellkern eingelagerten Lichtpartikelchen zu bewegen, zu arbeiten, zu schwingen, zu klingen und zu strahlen, gemäß ihrem Plan.

Dies sind die Kräfte, die als Selbstheilungskräfte bezeichnet werden, die jeder, ohne Ausnahme in sich trägt!

Jedes Organ besitzt die Frequenz seines Trägers, seines Seelenzustandes. Der Mensch sollte sich auch darüber mehr Gedanken machen, und zwar nicht erst, wenn ein Organ oder Körperteil versagt hat. So ist zum Beispiel ein künstliches Gelenk eine Hilfsbrücke. Wenn das eigene versagt, gibt es Ersatz, aber eine Lösung dessen, was das Gelenk unfähig gemacht hat, ist nicht erfolgt!

Sich ein Fremdorgan einsetzen zu lassen, weil das eigene versagt, ist ebensowenig eine Lösung, denn wenn es keine Veränderung der Denkweise gibt, wird auch das neue Organ abgestoßen werden. Was der Mensch durch solche Übertragungen und Experimente, ob bei Tier, Mensch oder in der Natur, hervorruft, darüber ist er sich noch nicht im klaren.

Möge sich die Erleuchtung und die Erkenntnis über die wahren Zusammenhänge der Natur und des Lebens im Bewußtsein aller Ärzte, aller Mediziner, aller Forscher und Wissenschaftler einstellen und sich in ihnen der Sinn des

Lebens offenbaren, damit alle Beteiligten wieder ein menschenwürdiges Dasein erleben, sich wieder mit Achtung begegnen und die Toleranz und die Achtung vor dem Leben wieder entwickeln können.

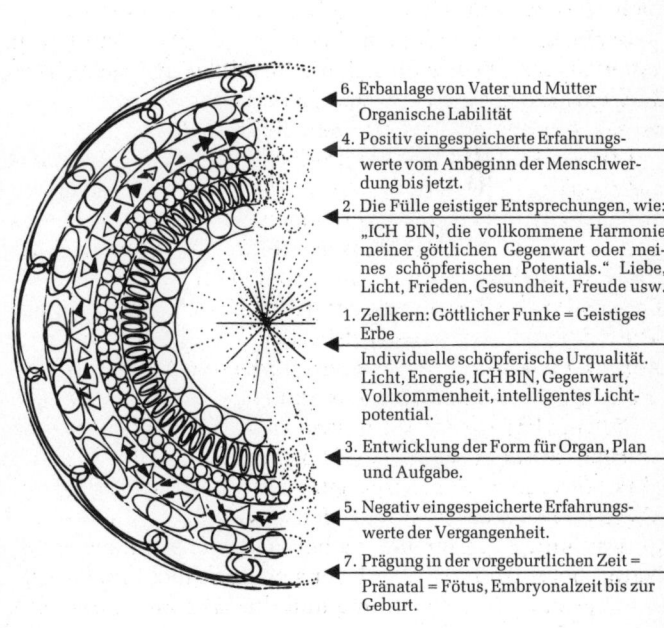

6. Erbanlage von Vater und Mutter

Organische Labilität

4. Positiv eingespeicherte Erfahrungswerte vom Anbeginn der Menschwerdung bis jetzt.

2. Die Fülle geistiger Entsprechungen, wie:

„ICH BIN, die vollkommene Harmonie meiner göttlichen Gegenwart oder meines schöpferischen Potentials." Liebe, Licht, Frieden, Gesundheit, Freude usw.

1. Zellkern: Göttlicher Funke = Geistiges Erbe

Individuelle schöpferische Urqualität. Licht, Energie, ICH BIN, Gegenwart, Vollkommenheit, intelligentes Lichtpotential.

3. Entwicklung der Form für Organ, Plan und Aufgabe.

5. Negativ eingespeicherte Erfahrungswerte der Vergangenheit.

7. Prägung in der vorgeburtlichen Zeit = Pränatal = Fötus, Embryonalzeit bis zur Geburt.

Abb. 6: Der Zellverband und sein Wirken

4
Der Mensch – die Krone der Schöpfung

...Das ist sein Ziel, aber noch ist er nicht soweit, jetzt können wir uns manchmal nur mit einem Kopfschütteln betrachten und uns wundern.

Wir leben in einer Zeit, in der ziemlich viel in Bewegung geraten ist. Nicht nur außen, in der Umwelt ist der Umbruch zu erkennen, sondern auch in uns. Und so lassen sich auf unserer Erde momentan alle nur erdenklichen geistigen Strömungen erkennen. Alles Dinge, die uns zum Teil schon aus vergangenen Zeiten durch Überlieferungen bekannt sind – ob es sich nun New Age oder sonstwie nennt –, es ist immer das alte, nur neu serviert, es ist neu verpacktes altes Wissen, welches wieder angepriesen wird, verschleiert oder klar... vom Hellsten bis zum Dunkelsten.

Es hat wohl kaum eine Zeit gegeben, in der die eindringlichen Begriffe: Bewußtwerdung, Frieden, Liebe und Licht so nahe an die Menschheit herangebracht wurden, wie es gerade jetzt zu beobachten ist. Es ist für uns alle lebensnotwendig, etwas zu tun. Der Mensch ist eine schwerfällige Masse, die leider nur wach wird, wenn er die eigene Existenz gefährdet sieht. Wenn er krank wird, geht er zum Arzt, nimmt Pillen. Nützen diese nichts, und seine Krankheit verschlimmert sich, sucht er einen neuen Ausweg – er sucht immer nach einem Schlupfloch. Erst wenn der Druck am stärksten wird, wenn er nicht mehr kann, dann richtet sich sein Blick zu einer übergeordneten Stelle, und er klopft an jene Tür, die er immer umgehen wollte! Der Druck in uns und um uns herum ist sehr belastend geworden, für alles

Leben auf dieser Erde und für unsere Erde selber. Was
können wir tun?

Auf die Barrikaden gehen? Einen neuen Streik beginnen?
Demonstrieren? Als einzelner? Und wofür oder wogegen?
Sind wir dazu überhaupt in der Lage? Haben wir ein Recht
dazu?... Fragen, die immer wieder auftauchen. Der Mensch
besitzt einen physischen Anteil, einen Erbanteil und einen
weitaus größeren geistigen Anteil, dessen er sich meist
nicht bewußt ist. Es ist aber seine Lebensaufgabe, diese drei
Anteile miteinander harmonisch zu verbinden, sich seines
wahren Seins bewußt zu werden!

Nicht irgendwann, jetzt sollen wir lernen und Erfahrungen sammeln, die uns sagen, was weiter zu tun oder zu
lassen ist. Auf der physischen Ebene unterliegen wir physi-
kalischen und irdischen Gesetzen, aber auch auf der geistigen Ebene können wir uns um die entsprechenden Gesetze
nicht herumschwindeln!

An uns liegt es, zu entscheiden. Es liegt auch an uns, mit
der Energie unseres Lebens richtig umzugehen.

Der Gedanke ist wie eine Kraft, die ein Auto in Bewegung
setzt. Aber setzen wir uns in unser »Auto«, ohne den inneren Befehl zur Zündung und zum Losfahren zu geben, wird
sich nichts in unserem Leben ändern. Wir tragen Gefühle in
uns, Emotionen und Aggressionen, und sie beleben und
versorgen den Gedankengang! Aber wie...? Wir kennen es
alle zur Genüge, besonders die Autofahrer: Man fährt schön
gleichmäßig, und es kommt jemand vorbeigerauscht und
schneidet unsere Spur... schon spürt man das Kribbeln im
Bauch und den Druck, der nach oben drängt, der wie ein
kleiner Vulkanausbruch explodieren kann.

Was tun? Lernen, Ruhe und Gelassenheit zu üben, das
sind die hohen Ziele. Aber versuche, sie zu entwickeln, laß
die Hektik des Alltags nicht länger in Dein Bewußtsein
eindringen. Lerne zu denken, zu fühlen, zu handeln und
nur das zu sein, was Du für Dich als erstrebenswert hältst.
Deine Gedankenkraft ist eine von Dir gesteuerte Energiesub-

stanz, Du gestaltest sie, indem Du Dir etwas vorstellst, Du belebst sie, indem Du in etwas hineinfühlst und es füllst.

Du bist für all das, was in Dir vorgeht, verantwortlich, denn Du bist das ausführende Organ, Du handelst. Wenn Du lernen kannst, Deine Gefühle in ein Gleichmaß zu bringen, so wird dies bereits ein großer Schritt nach vorne sein. Wenn Du lernen kannst, das zu denken, was Du möchtest, so hast Du bereits eine Brücke überquert. Wenn Du Dir vorstellen kannst, was für Dich gut ist, zum Beispiel Gesundheit, Freude, Frohsinn oder Zufriedenheit, dann hast Du bereits einen Berg bestiegen, von dem die Aussicht eine ganz andere sein wird, als Du sie bisher kennengelernt hast. Du bist als Mensch ein wunderbares Wesen, denn Du trägst alle Möglichkeiten in Dir, alles, was Du für Deinen Lebensweg benötigst, es ruht in Dir. Oft liegt es zwar hinter verschlossenen Türen, und es ist schwer, an die eigenen Schätze heranzukommen, aber mit viel Geduld, Ausdauer und Hingabe erreichst Du sie – mit sehr viel Liebe, die Du erlernen kannst, kannst Du Deine Wegstrecke bemeistern!

Es sind nicht die anderen, die Dich ins Stolpern bringen, Du bist es selber, weil Du noch nicht gelernt hast, mit Dir richtig umzugehen, vielleicht, weil Du Dir gegenüber noch zu hart und ungestüm bist und Dir Forderungen stellst und Dir Ziele steckst, die Du noch nicht erreichen kannst, weil Dein geistiges Grundfundament noch nicht fest genug gemauert wurde!

Jeder Augenblick Deines Lebens bietet sich an, es besser zu machen.

Leg Dein Wenn und Aber ab, laß Deine Aufmerksamkeit auf das Licht gerichtet sein, gleich welcher Form oder Farbe es ist. Werde zu einem Licht-Sucher, Licht-Schüler, Licht-Arbeiter, jetzt und hier in Deiner Welt.

Was hindert Dich? Du möchtest einen gesunden Körper? Dann stell Dir vor, wie Du gesund bist. Nicht irgendwann, sondern jetzt! Fühle, wie die belebende Kraft Deines bewußten Atems Deinen Körper durchströmt! Wie jede Zelle

Deines Körpers die gedankliche Information »Ich bin gesund« auffängt und sich danach ausrichtet. Du lenkst Deine
eigene Energie, und sie wirkt entsprechend Deiner Anwei-
sung: Willst Du Frieden in Deiner Welt? So beginne bei Dir!
Du trägst die wunderbarsten aller Gaben in Dir, die schöpferischen Kräfte, aber du mußt lernen, damit umzugehen. In
Dir reift eine Idee, und nach einiger Zeit trägt der Gedankengang Früchte, denn die Klarheit Deiner Gedanken und Gefühle sind Deine Taten!

Das sichtbare, nach außen projizierte Bewußtsein des einzelnen, die Krone des Lebens, muß sich der Mensch hart
erarbeiten, Tag um Tag... Leben um Leben... Er ist die
Krone des Lebens, die Krone der Schöpfung. Er ist Licht, er
ist eine klare individuelle göttliche Gegenwart, die darauf
wartet, mit der Persönlichkeit eine Einheit bilden zu können!

Diese Persönlichkeit, die sich der Mensch so mühevoll
aufgebaut hat, sein Ego, will es noch nicht wahrhaben, daß
es höhere Etagen seines Bewußtseins gibt, die sich ihm über
die gewöhnlichen Sinne noch nicht offenbart haben! Aber
der Mensch ist im Begriff zu lernen. Es gibt das bekannte
Bibelwort: »Klopfet an... und es wird euch aufgetan...« Es
ist ein Ausspruch von ewiger Gültigkeit! Du darfst den
ersten Schritt machen, anklopfen und fragen... Hab den
Mut dazu. Die Antwort fällt immer Deinem Bewußtsein
entsprechend aus. Viele Menschen erwarten immer wieder
Wunder. Sie wollen große Dinge vollbringen, und sie übersehen dabei aber das Wichtigste: Jeder ist an dem Platz, an
dem er sich jetzt befindet, genau am richtigen Ort, denn
gerade dort kann er lernen! Sei es der Familienverband oder
der Arbeitsplatz oder auch andere Menschengruppen. Wo
immer Du bist, Du hast die Möglichkeit zu lernen, zu handeln. Zu lernen, mit dem umzugehen, was Du als Liebe
bezeichnest. Es gibt ein Gleichnis: »Schlägt Dir jemand auf
die rechte Wange, so halte auch die linke hin!« Es wäre
töricht, diesen Ausspruch wörtlich zu nehmen. Die Umset-

zung dieser Worte bedeutet: Liebe durch Vergeben: Vergibt dem, der Dich schlägt!

Liebe heißt auch, das zu verströmen, was man als Licht in sich trägt! Das kann man aber nur, wenn man erkennt, daß der göttliche Verankerungspunkt in einem selber liegt. Nicht außerhalb, nicht irgendwo... in Dir ist es... in Dir liegt die Kraft, in Dir ist der Frieden! Denn das Licht ist in Mir, in Dir, in Uns. Erkenne es in Dir, dann kannst Du es auch in Deinem Nächsten sehen. Erkenne, wer Du bist, erkenne, was Du bist, sag ja zum Leben, sag ja zu dem, was Du als Gott, Schöpfer und Vater des Lebens begreifen kannst. Beginnt sich Dein Bewußtsein mehr und mehr dem Licht dessen zu öffnen, was Du als das Ur-Ewige bezeichnest, dann beginnt sich Dein Leben zu ordnen, Deine Zellinformation beginnt dem Plan nach zu arbeiten, und Du kannst die Schönheit des Lebens verstehen, erkennen und begreifen!

Fühle das Licht in Dir, fühle den Herzschlag in Dir, es ist Dein Leben, es ist die schöpferische Offenbarung Deiner Gott-Gegenwart, denn jedes Luftmolekül, jedes Atomteilchen ist durchdrungen von der Gegenwart des Ur-Ewigen Einen! So lerne Deine Wege gehen... Wege des Lichtes und der Liebe, damit Dein Körper heil sein kann! Denn auch Du bist das Licht der Welt! Die Welt braucht Dich, braucht Deine heilenden, liebevollen segnenden Gedanken, Deine liebevoll strömenden Gefühle. So halte Deine Vorstellung aufrecht im Licht, und die Krone wird sich Dir offenbaren, der Glanz des Lichtes Dich erfüllen, denn es sind die ewig gültigen Worte.

ICH BIN

Das »ICH BIN« ist ein schöpferisches Kraftfeld Deiner göttlichen Gegenwart, begrenzt durch eine Körperform, genannt Mensch. Die Personifizierung ist das Ego, die Persönlichkeit!

Du hast die Freiheit, Dich unbegrenzt in der Ausführung der göttlichen Kräfte, frei von Zeit und Raum zu fühlen!

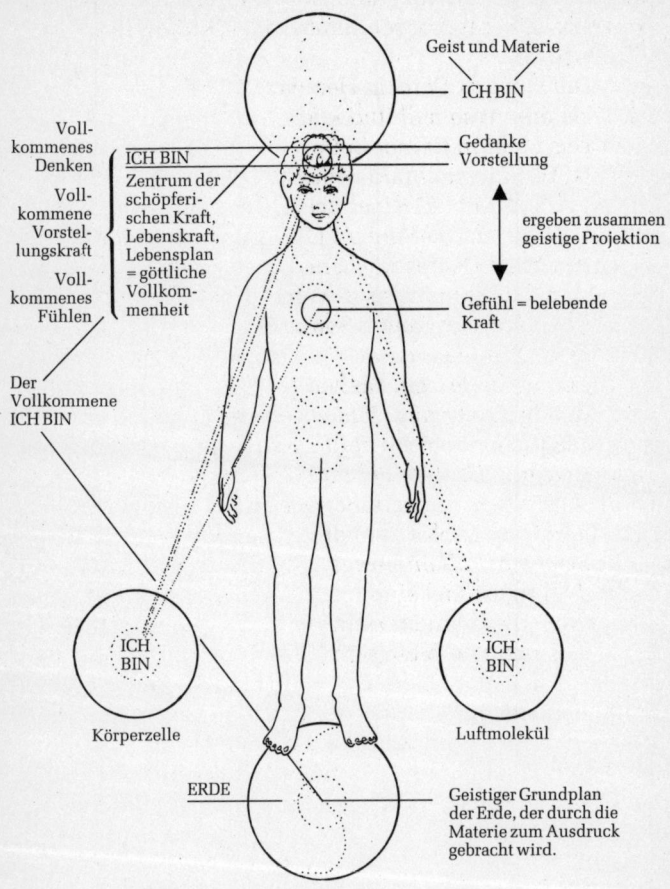

Geist und Materie
ICH BIN

Voll-
kommenes
Denken

Voll-
kommene
Vorstel-
lungskraft

Voll-
kommenes
Fühlen

ICH BIN
Zentrum der
schöpferi-
schen Kraft,
Lebenskraft,
Lebensplan
= göttliche
Vollkom-
menheit

Der
Vollkommene
ICH BIN

Gedanke
Vorstellung

ergeben zusammen
geistige Projektion

Gefühl = belebende
Kraft

ICH
BIN

ICH
BIN

Körperzelle

Luftmolekül

ERDE

Geistiger Grundplan
der Erde, der durch die
Materie zum Ausdruck
gebracht wird.

Abb. 7: Das schöpferische Kraftfeld des Menschen

Frei, durch die Bejahung und Anerkennung und durch die
Anwendung der in Dir schlummernden Kräfte!

Die Liebe in Deinem Herzen,
sie brennt so hell und klar.
Das Licht in Deiner Zelle,
Ist Wirklichkeit und wahr!
Die Sehnsucht Deiner Seele,
sie führt durch Berg und Tal.
Am Ende Deines Suchens,
wirst Du des Lichtes gewahr.
Das Licht der großen Sonne
Es ist für alle da,
fühl es in Deinem Herzen
und werd Dir des Lichtes gewahr!
Die Kraft der Liebe heilt Dich,
sie wandelt allen Schmerz,
sie stärkt auch Dein Bewußtsein
und führt Dich himmelwärts.
So geh nun Deine Wege,
die Dir bereitet sind,
fühl es in Deinem Herzen:
ICH BIN und bleib sein Kind!

5
Beispiele organischer Symptome und ihrer geistigen Entsprechung

Ängste: Verzerrte Gedanken und Vorstellungsbilder, die so lange Bestand haben, bis Du sie veränderst. Um Neues aufnehmen zu können, muß das alte Weltbild, das alte Gedankengut hinausbefördert werden.

Entzündung: Innen wie nach außen tretende Pulverfaß-Situationen. Wenn das Gefäß voll ist, läuft es über.

Schmerz: Signal des Körpers über die Nerven zum Gehirn, damit etwas verändert werden kann!

Allergien: Abwehrende innere Haltung gegen eine sehr tiefgehende Enttäuschung, Erfahrung. Die Abwehr setzt nach außen ein, über die Nasenschleimhäute und über die Schleimhäute im allgemeinen (Mund, Scheide).

Hautekzeme: Bereits offensichtliches nach außen tretendes Symptom: Es ist zum aus der Haut fahren! Begrenzungen werden gesprengt.

Zahnschmerzen: Zahngeschichten im allgemeinen stellen unverarbeitete Situationen dar. Wie ein Wiederkäuer beißt und kaut man darauf herum. Die Situation kommt einem immer wieder hoch, so lange, bis sie wirklich ordnungsgemäß verdaut und verarbeitet ist. Spannungen, Druck, Streß, das: Ich weiß nicht wie ... lassen die Zähne in Aktion treten. Sitzt der Zahn bereits auf Eiter, so kann er zwar entfernt werden, die Lösung muß dennoch erarbeitet werden.

Zahnfleischbluten: Eine Entscheidung fordernde Situation steht dahinter. Wenn es zu Zahnfleischschwund (Paradentose) kommt, sollte mehr Vertrauen und Selbstsicherheit entwickelt werden.

Magenbeschwerden: Nicht gelöste Konflikte, die dazu führen können, daß es zum Brechreiz oder zum Durchfall kommt. Ein Problem läßt sich nicht lösen, indem man es runterschluckt oder durchfallen läßt. Steh dazu, betrachte es, damit es zur Loslösung kommen kann.

Darmbeschwerden: Loslassen. Das Leben geht weiter, nichts kann festgehalten werden oder in der Zeit stehenbleiben.

Stottern: Aus Angst vor der eigenen Lebensqualität und der innersten Kraftquelle wird die Lebenskraft in Etappen, durch Stottern, hinausgelassen. Angst und Unsicherheit und der Mut zu sich selber fehlen.

Fingernägel-Beißen: Man kann sich selbst noch nicht verzeihen und bestraft sich, denn man zerstört genau den äußeren Teil, die Nägel, die als Schutz dienen.

Asthma: Man bekommt nicht genug und möchte mehr nehmen, als man bereit ist zu geben. Angst vor dem anderen, vor dem Partner.

> *O Allmächtiger, erfülle mein Bewußtsein und meine Welt mit Licht, mit allen Kräften, die ich benötige, um meinen Körper, meine Gedanken und Gefühle so zu lenken, daß sie zu einem reinen klaren Instrument für Deine Gegenwart werden! Denn ich weiß: Ich bin ein Kind des Lichtes ... Ich bin heil und gesund! Ich danke dafür.*

Nähere Informationen und Hinweise für entsprechende Seminare zu diesem Thema sind über folgende Anschrift erhältlich:

Monika Reiz
Moritz-Bloch-Weg 2
8000 München 60
Telefon: 089/87 09 68

Literaturhinweise

Auras-Blank, Hannelore/Blank, Rolf Dieter, *Aurasskopie*, Witten 1985 (Institut für holistische Blutdiagnose, Schützenstr. 64, 5810 Witten)

Diamond, John, *Lebensenergie in der Musik*, Südergellersen 1983

Diamond, John, *Die heilende Kraft der Emotionen*, Freiburg 1987

Robert, St. John, *Metamorphose – die pränatale Therapie*, Essen 1984

Robert, St. John, *Die Pränatale und das behinderte Kind*, Essen 1982

Weber, Divo Helche/Fassbender Ursula, *Alta-Major Energie*, München 1988

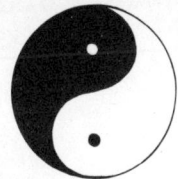
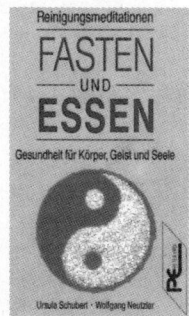
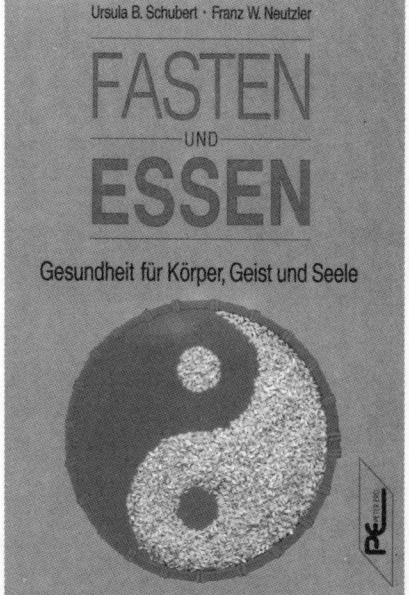

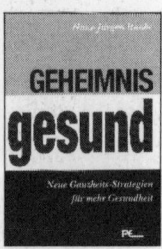
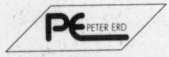
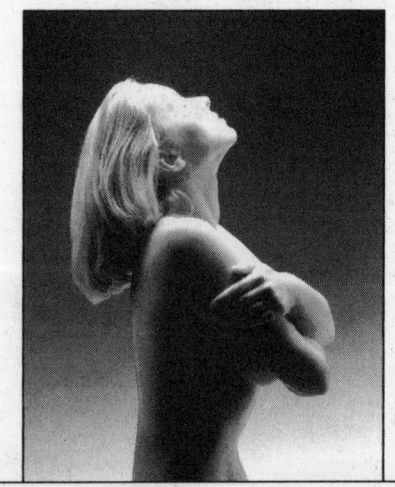

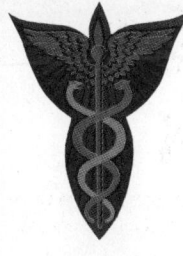
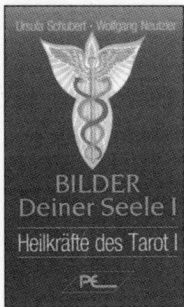
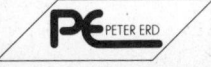
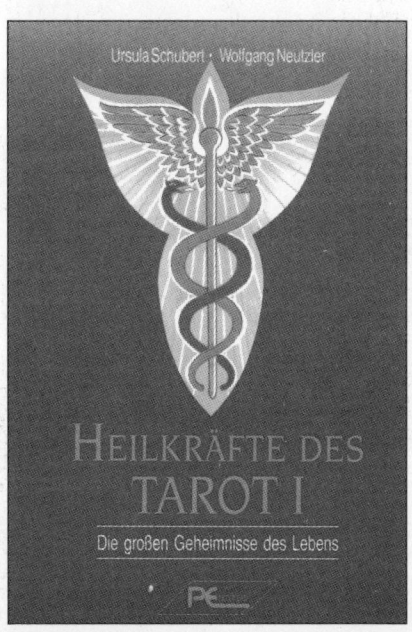

Die Kunst der Illusion

Der Magier Agrippa von Nettesheim gibt Auskunft über sein Leben und seine Zeit

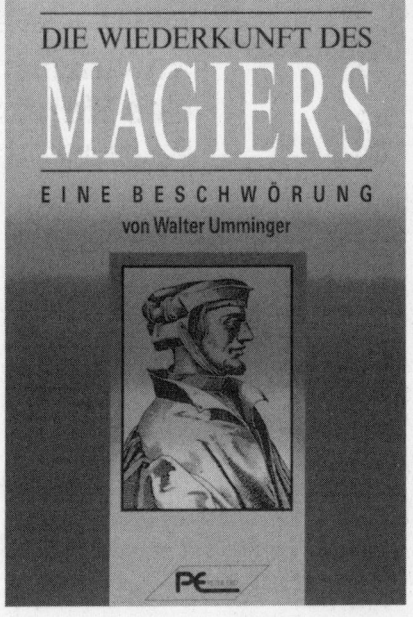

DIE WIEDERKUNFT DES
MAGIERS
EINE BESCHWÖRUNG
von Walter Umminger

Er verdingte sich als Zauberer, Jurist, Mediziner, Historiograph, Astrologe und Magier: Henricus de Nettesheym, genannt Cornelius Agrippa, war ein wandernder Gelehrter des 16. Jahrhunderts. Walter Umminger beschwört in zehn Séancen diesen streitbaren Geist, der Gott und die Welt verachtet. Sein Buch entreißt okkulte Texte der Vergangenheit und erfüllt sie mit neuem Leben. Ein dialektisch-diabolischer Disput, der jeden Leser schnell in seinen Bann zieht: New Age im späten Mittelalter.

geb., 226 S.
ISBN 3-8138-0205-1

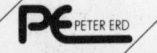

PETER ERD

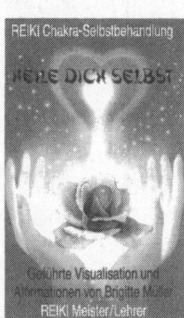
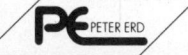
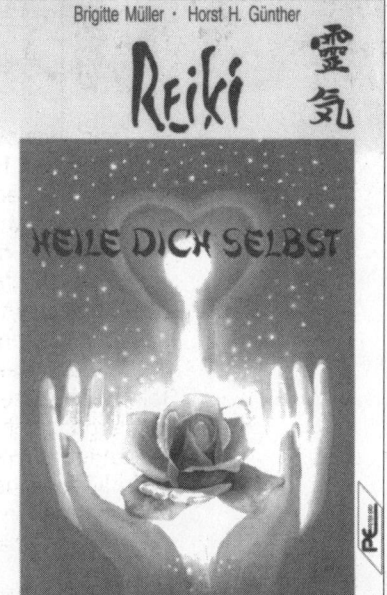

Und die Ur-Bibel hat doch recht. Der Schlüssel zum spirituellen Bibelverständnis

Die Kirchen haben die Bibel in ihrem Sinn ausgelegt – oft gegen deren Wortlaut. Und nicht selten wurde der Wortlaut sogar durch die Übersetzungen und Überarbeitungen manipuliert. Die Kritik an dieser Praxis wird nicht nur die Christen schockieren. Aber sie ist ein heilsamer Prozeß, der zu einem neuen, zu einem spirituellen Bibelverständnis anregt. Dieses Buch verteidigt das widerspruchsfreie, logische Weltbild der Bibel gegen die bewußten Verfälschungen.

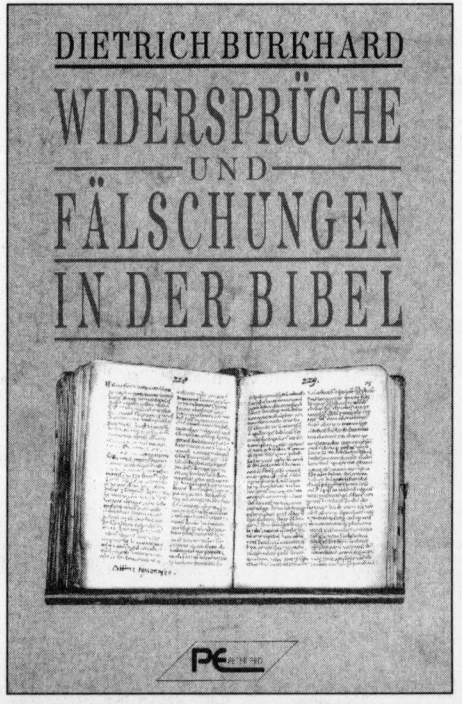

DIETRICH BURKHARD

WIDERSPRÜCHE UND FÄLSCHUNGEN IN DER BIBEL

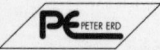

184 Seiten, gebunden · ISBN 3-8138-0234-5

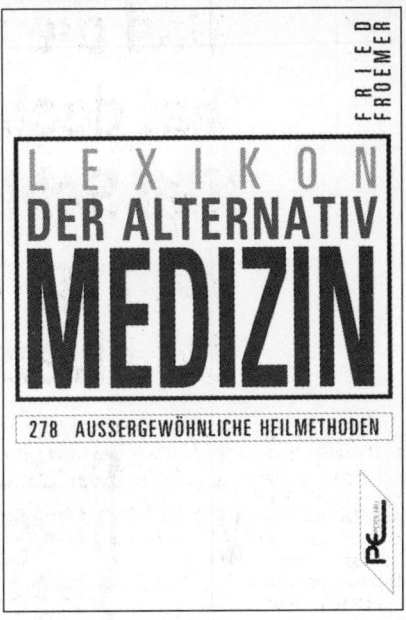
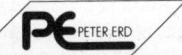

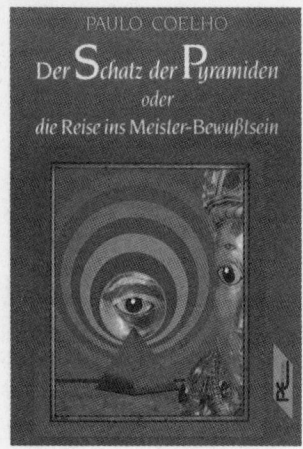
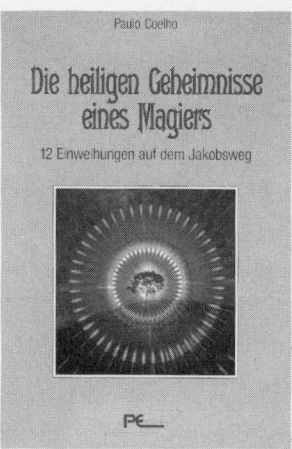